Lidice Esther González Pulido
Liset Fuentes Miranda

El envejecimiento, manual para cuidadores y enfermedad de Alzheimer

Lidice Esther González Pulido
Liset Fuentes Miranda

El envejecimiento, manual para cuidadores y enfermedad de Alzheimer

El envejecimiento humano es un fenómeno universal e inevitable, conocer sus características es de vital importancia.

Editorial Académica Española

Imprint

Any brand names and product names mentioned in this book are subject to trademark, brand or patent protection and are trademarks or registered trademarks of their respective holders. The use of brand names, product names, common names, trade names, product descriptions etc. even without a particular marking in this work is in no way to be construed to mean that such names may be regarded as unrestricted in respect of trademark and brand protection legislation and could thus be used by anyone.

Cover image: www.ingimage.com

Publisher:
Editorial Académica Española
is a trademark of
International Book Market Service Ltd., member of OmniScriptum Publishing Group
17 Meldrum Street, Beau Bassin 71504, Mauritius
Printed at: see last page
ISBN: 978-620-3-03715-9

El envejecimiento humano es un fenómeno universal e inevitable. Estudios demográficos revelan un aumento significativo de la población mayor de 60 años, no sólo en países desarrollados, sino también en vías de desarrollo.

El envejecimiento históricamente ha sido asumido desde una perspectiva negativa, convertirse en adulto mayor es visto más bien como expresión de incapacidades físicas y mentales, ineptitud o dificultad para mantener la independencia y la tendencia al arribo de la disminución de la confianza y seguridad en uno mismo.

En el presente trabajo acerca de la Enfermedad de Alzheimer, lograremos ofrecer a los cuidadores y a la familia del enfermo una herramienta útil con el objetivo de conocer algunas pautas de conducta respecto al conocimiento de la enfermedad y las características de la misma ya que se considera la demencia más frecuente a partir de los 80 años, aunque puede presentarse en personas más jóvenes, en edades comprendidas entre los 65 y 75 años, y excepcionalmente en edades que rondan los 50.

La familia constituye el soporte más sólido que puede tener el ser humano a cualquier edad, pero es en la vejez en la que esta adquiere una significación especial. Célula básica de la sociedad, para el adulto mayor es la fuente de pertenencia a un grupo (quizás el único que le queda), de protección y proveedora de necesidades básicas, la que permite la elevación o no de la autoestima.

La familia constituye además de una base material y económica la expresión de relaciones humanas, ayuda mutua estimulación de procesos afectivos, comunicación, en resumen, la conformación de un clima psicológico vital para el adulto mayor. De este modo, se establece una interrelación entre los miembros de la familia con el adulto mayor, ya sea de convivencia íntima o de mantenimiento de relaciones y apoyo en hogares diversos. Si el seno familiar no tiene la capacidad para actuar bajo principios de amor y unidad el adulto mayor se sumirá en sentimientos de rechazo o indiferencia lo cual es contraproducente para la psiquis humana incluso para las mismas relaciones familiares en general. Sin embargo, es claro que los adultos mayores prefieren vivir independientes, o sea, con sus parejas lo cual está determinado por el estrechamiento de los lazos afectivos que se produce entre los cónyuges. En algunas ocasiones esto no ocurre así y hay que acudir a la ayuda de otras personas, que se nombran cuidadores.

Las relaciones entre los cuidadores y los adultos mayores están permeadas por la imagen que se estructuran los sujetos dentro de ellas, dicha imagen depende de la significación de esa persona, la actividad que realiza y su importancia, la comunicación que se establece y las valoraciones que se desprenden a partir de aquí.

Un aspecto determinante son las actitudes que se establecen a partir de normas, valores o estereotipos sociales, estructurados en el ámbito de las relaciones interpersonales y son condicionadas histórica y socialmente. Las actitudes se forman del aprendizaje y de la experiencia, influenciada ampliamente por la educación recibida.

Las investigaciones actuales sobre la problemática de familia han dirigido su atención principalmente a los problemas del rol, la transmisión de patrones educativos, la violencia sobre la mujer y el niño y se ha descuidado un sector también vulnerable y en ascenso cada vez más en la población, que es el adulto mayor. Cuba no está exenta de este problema, con la crisis económica de los 90, la familia cubana ha sufrido transformaciones en la dinámica, los roles, ha aumentado las familias de tipo extensiva, ha aumentado el número de personas que arriban a la tercera edad y la convivencia de estas en un hogar con dificultades económicas, donde las tensiones diarias hacen vulnerable al adulto mayor.

Para la familia en general es difícil observar que su familiar transita por varios cambios y la práctica cotidiana muestra que son las mujeres y habitualmente una de las hijas del matrimonio las que asumen la responsabilidad de cuidar de este anciano. Estudios realizados revelan que la persona que asume el rol de cuidador ha de hacer frente a una gran cantidad de tareas, que desbordan con frecuencia sus posibilidades reales. Aparte de las dificultades relacionadas con el cuidado de su familiar mayor, el cuidador tiene que hacer frente a conflictos familiares y de pareja, problemas laborales, económicos, aislamiento social, disminución del tiempo de ocio, entre otros.

Es necesario reforzar las relaciones entre todos los miembros del grupo familiar, así como los lazos afectivos que se establecen en su seno y especialmente con el adulto mayor, por cuanto esto condiciona el grado de comprometimiento del individuo con su núcleo y con la sociedad.

Si se comprende que en la medida en que crecemos cada vez somos más autodeterminados en relación con nuestros procesos cognitivos-afectivos-volitivos así como nuestros ideales, aspiraciones, motivaciones, necesidades, intereses, concepción del mundo y de sí mismo por citar algunas; es, por tanto, evidente la necesidad de una no homogenización de los sujetos comprendidos en esta etapa del desarrollo donde los procesos personológicos están bien estructurados lo cual deviene en la singularidad y lo peculiar de la individualidad, al tiempo que se desprenden dos vertientes importantes: la vía en que los sujetos utilizan todo este arsenal para asumir nuevos cambios en su vida y reestructurar su personalidad ante carencias o conflictos a través de proyectos de vida, expectativas, intereses y necesidades; o la forma común de que dichos procesos históricamente bien conformados resulten inflexibles frenando el desarrollo y adaptación del individuo con respecto a sus propósitos de vida, metas y motivaciones.

A pesar de los cambios a los cuales está sometido el adulto mayor no está exento de potencialidades creativas y de necesidades emocionales. La principal preocupación viene a ser la incorporación social del adulto mayor. Ineludiblemente resulta el hecho de que un adulto mayor incorporado socialmente muestra facultades psíquicas y físicas óptimas, lo cual no solo garantiza un estado de salud favorable sino que además reafirman un grado de satisfacción en el proceso de envejecimiento y, por supuesto, a su calidad de vida.

La vinculación ética con los ancianos es un compromiso de afecto. Si nuestra sociedad no lo entiende así, estará incurriendo en eutanasia colectiva y ninguna doctrina resolverá el problema. Recordemos que la dependencia y el deterioro físico y psíquico, más que la muerte, en sí mismo constituyen el fantasma de la edad senil y la mayor preocupación del adulto mayor.

Verdad es que la duración de la vida es limitada, pero no es preciso que su crepúsculo se vea nublado por invalidez prolongada o por una inutilidad gravosa. La vida debe ser profunda y amplia, tanto como larga.

Las potencialidades de la medicina geriátrica dependen de nosotros mismos. Hasta ahora han sido apenas exploradas y escasamente desarrolladas. Hay todavía mucho que aprender, especialmente en lo que concierne a los fundamentos de la biología de la senescencia y la complejidad de las enfermedades degenerativas, tan frecuentes en la madurez postrera.

El desarrollo y maduración del conocimiento son tan asimétricos y variables como lo son la maduración y la involución biológica. Los geriatras actuales no tienen las respuestas definitivas, seguramente nunca darán la palabra final, porque entonces habría cesado el progreso. La conciencia de las imperfecciones es un requisito para el mejoramiento, lo mismo que reconocer la ignorancia es un preludio para aprender. Una humanidad madura puede aprender a vivir en paz duradera.

Constituye nuestra esperanza que podamos ayudar a la geriatría en su aspiración a la prolongación de la vida, la extensión del vigor, entusiasmo y utilidad; y al desarrollo de la madurez cultural por medio de aquellos que vivirán bastante para tener tiempo de pensar.

Claro está que sin la aportación de los leales colaboradores del geriatra, los cuidadores, la tarea es imposible. Mi apreciación de los esfuerzos de cuantos contribuyen con amor a esta notable tarea de atender ancianos, no puede ser expresada con palabras.

 Es por esto que este manual ha sido elaborado especialmente para todos los cuidadores y familiares en general, con el objetivo de orientarlos en un cuidado responsable. Es importante destacar que el costo del cuidado de estos enfermos desde una perspectiva familiar y social es elevado, sobre todo por la repercusión que supone en el bienestar psicológico y la calidad de vida de la persona responsable del cuidado. Es por eso que resulta imprescindible que estos familiares se informen teóricamente y aprendan las técnicas para el manejo de los enfermos.

Acercamiento al tema de envejemiento:

El envejecimiento no es un fenómeno exclusivo de las sociedades modernas sino que ha estado presente en todas las etapas del desarrollo social, siendo interés para la filosofía, el arte y la medicina en todas las épocas. En la actualidad asistimos a una situación singular, más y más personas sobrepasan las barreras cronológicas que el hombre ha situado como etapa de vejez y que convierte al envejecimiento poblacional en uno de los desafíos más importantes para las sociedades modernas. Es un fenómeno mundial sin precedentes en la historia de la humanidad.

El plan de acción mundial aprobado en Viena, Austria en 1982, en el marco de la Asamblea Mundial del Envejecimiento señaló la necesidad de realizar investigaciones acerca de todo lo relacionado con la tercera edad. Esto se debe a los cambios que se vienen dando en los índices socio-demográficos como son: el decrecimiento de la natalidad y la mortalidad, la disminución de la tasa de hijos por mujer y el incremento de la esperanza de vida al nacer, todo lo cual esta provocando un gradual incremento de la tercera edad dentro de la población. De tal manera que la población mundial más de 60 años en 1950 era de 200,6millones, mientras que en 1990 alcanzó los 488,8 millones, previéndose para finales de este año un estimado de 600 millones de ancianos.

Historia de la ancianidad

La persona, como cualquier otro ser viviente, ha tenido que enfrentarse siempre a un conjunto de problemas existenciales como individuo y como especie. Para poder hacerles frente ha prodigado cuidados tanto sobre sí mismo como sobre sus congéneres, en un principio de forma intuitiva, evolucionando después por vías empíricas hacia la profesionalización.

En los últimos cien años la ancianidad se ha convertido en un problema social importante. La sociedad no estaba acostumbrada a que un porcentaje tan alto de la población, cada día mayor, alcanzara una edad tan avanzada. No existían los complejos cuidados de salud para el anciano, ni existía apenas, aunque tanto se alude a ella, la convivencia trigeneracional o incluso cuatrigeneracional.

Uno de los puntos que preocupa especialmente a nuestra sociedad es que, dado que los ancianos son un colectivo de "no activos" que debe ser alimentado por el grupo de los "activos", la relación numérica entre ambos es proporcionalmente desfavorable, cada día más, para el segundo grupo.

Pero la sociedad también preocupa a los propios ancianos, ya que son ellos los que sufren gran parte de las consecuencias negativas de la desproporción comentada. Los ancianos no han creado el problema de la ancianidad, son parte de él. Asumir este hecho y poner los medios para que los individuos consigan vivir una vida plena y satisfactoria a cualquier edad, es tarea de todas las personas integrantes de un grupo determinado. Las formas sociales de producción han influido en todas las culturas sobre la suerte del anciano. La miseria o la riqueza, la seguridad o la inseguridad de la sociedad convierten a los ancianos en débiles poderosos. En el fondo la vejez, aun en situaciones de poder, es respetada, pero no amada ni deseada. En la literatura, las sátiras y burlas de la vejez son abundantes y constantes. Se considera que el viejo es una persona que ya no es de este mundo y que, por tanto, debe renunciar a satisfacciones y placeres de la vida. Cuando no acepta su "papel" es incomprendido por sus conciudadanos.

En el análisis de la historia de las civilizaciones se demuestra que el anciano casi siempre ha sido despreciado, o al menos soportado oficialmente y criticado en práctica, lo que pone de manifiesto que las condiciones socioculturales han propiciado diferentes formas y fundamentos teóricos de cuidados dispensados a los ancianos.

Nuestros primeros antepasados

En las tribus remotas la supervivencia diaria estaba por encima de todo. Las duras condiciones del hábitat comportaban la subsistencia de los más fuertes; así, la vejez era un estadio que pocos alcanzaban. A los viejos, por su debilitamiento físico, les resultaba mucho más penoso hacerse con los requerimientos vitales. En un grupo en competencia constante con la naturaleza para la supervivencia diaria, tanto colectiva como individual, es lógico pensar que el cuidado de los ancianos no fuese prioritario y que, en caso de existir, fuera una cuestión familiar o individual.

En algunas tribus, los ancianos eran eliminados o abandonados. En otras sin embargo, se les aceptaba y respetaba. El secreto de la diferencia estaba en el trato que los padres tenían con sus hijos, a los que daban lo mejor que tenían; los hijos respondían más tarde a este aprecio no abandonándoles. Además, hay que tener en cuenta que en las sociedades en que era posible alimentar a jóvenes y ancianos, éstos estaban más considerados; en caso contrario, se imponía la supervivencia.

En las sociedades occidentales es común asociar el envejecimiento con la salida de la vida productiva por la vía de la jubilación; se considera viejos a quienes alcanzan los 60-70 años de edad; el límite inferior para que el individuo sea denominado anciano varía, pero, en general, se localiza entre los 60 y 65 años, en todo caso, es difícil caracterizar una persona como vieja sobre la base de la edad como único criterio.

En la actualidad, se estima que son 658 millones las personas de 60 años o más, de los que aproximadamente 400 millones viven en países subdesarrollados, y se prevé que para el año 2025 esta cifra alcance 1.2 billones, siendo Europa, la región más envejecida del mundo.

En el 2050 el número de personas mayores sumará 182,8 millones, equivalente a un cuarto de los habitantes de la región.

En las últimas décadas se han producido cambios importantes en la epidemiología del envejecimiento, caracterizados principalmente por una fuerte reducción de la natalidad, disminución en la tasa de mortalidad y aumento en la esperanza de vida; factores que han contribuido a que los ancianos constituyan una parte considerable de la población total.

El aumento de la esperanza de vida es factor clave en este cambio demográfico, acompaña a esta prolongación de la longevidad la disminución de la natalidad. No obstante el comportamiento de este fenómeno registra diferencias por regiones, ejemplo en América Latina se calcula que crecerá la población de personas de más de 60 años, lo que no sucede en otros países debido a las pandemias y la tendencia creciente del desempleo.

Según los cálculos se estima para el 2025 en más de 1 100 millones las personas que en todo el planeta tendrán 60 años o más, de ellos la mayor parte, el 71,4 %, vivirá en los países subdesarrollados. En estos momentos más de 600 millones de personas en todo el mundo tienen 60 años o más, y para el año 2050 se estima que sea el 22 % de la población total, casi 2 000 millones de personas. Las diferencias entre países son notorias. Mientras que en 1999 en las regiones más desarrolladas el 19 % de la población estaba en este rango de edad, en las menos desarrolladas era el 8 %, y a su vez, en los países menos desarrollados el 5 %. América Latina y el Caribe presentaban los 8 %, precedidos por Europa (20 %), Norteamérica (16 %) y Oceanía (13 %).

En algunos países, como Argentina, Chile, Cuba y Uruguay,. el perfil demográfico es similar al de los países europeos. En ellos, el número de personas de edad ha ido creciendo, mientras que los jóvenes, proporcionalmente, constituyen un grupo más reducido. Sin embargo, a diferencia de lo que ocurre en los países desarrollados, en América Latina el proceso de envejecimiento se está dando sin un desarrollo económico capaz de asegurar los recursos necesarios para proporcionar a los grupos más viejos una calidad de vida aceptable. Por esto resulta imperioso que los países de la región se dispongan a enfrentar el desafío que esto acarrea en los aspectos sociales, económicos, culturales, políticos y éticos (Chackiel J. El envejecimiento de la población latinoamericana: ¿hacia una relación de dependencia favorable? Encuentro Latinoamericano y Caribeño sobre las Personas de Edad. Santiago de Chile, 8 al 10 de septiembre. 1999).

Según conferencia impartida en la Primera Regional Intergubernamental sobre Envejecimiento, celebrada en Chile en noviembre de 2003, en nuestra área existe una importante variación. Sobresalen Argentina, Uruguay, Puerto Rico y

Cuba con un porcentaje de población mayor de 60 años superior al 13 %. Le siguen, con un "envejecimiento moderado avanzado", Brasil, Chile, Jamaica, Bahamas, Surinam y Trinidad Tobago, con un porcentaje mayor del 8 %. Con un "envejecimiento moderado" se ubican Belice, Colombia, Costa Rica, Ecuador, El Salvador, México, Panamá, Perú, Venezuela y República Dominicana, con una tasa de adultos mayores de 6,9 %. Al final, con un "envejecimiento incipiente" aparecen Bolivia, Guatemala, Haití, Honduras, Nicaragua y Paraguay, que tienen en la actualidad 5,5 % de su población en este rango de edad. Las proyecciones indican que 1 de cada 4 latinoamericanos será mayor de 60 años para 2050.

Las expectativas de vida han aumentado proyectándose en la proporción de personas que sobrepasan los 65 años, si se mantiene la tendencia actual este grupo de individuos constituirá el 20% de la población mundial en el año 2050. La mayoría de los hombres y mujeres de la tercera edad viven actualmente en países en vías de desarrollo y a medida que la transición demográfica avance en las zonas más pobres, una proporción aún mayor de los hombres y mujeres mayores del mundo vivirán en los países y regiones con menores recursos para hacer frente a sus necesidades.

En los últimos decenios la esperanza de vida ha mejorado mucho en el mundo. Una niña y un niño nacidos en 2012 tendrán por término medio una esperanza de vida de 72,7 y 68,1 años, respectivamente. Esto significa 6 años más que la media mundial de la esperanza de vida para los nacidos en 1990.

Los mayores progresos se han hecho en los países de ingresos bajos, en los que la media de la esperanza de vida ha aumentado 9 años entre 1990 y 2012: de 51,2 a 60,2 años en los hombres, y de 54,0 a 63,1 años en las mujeres.

Los seis países que mayores progresos han hecho con respecto a la esperanza de vida han sido Liberia (19,7 años), Etiopía, Maldivas, Camboya, Timor-Leste y Rwanda.

Entre los países de ingresos altos, la esperanza de vida aumentó en un promedio de 5,1 años, oscilando entre 0,2 años en la Federación de Rusia y 9,2 en la República de Corea.

Un niño nacido en 2012 en un país de ingresos altos tiene una esperanza de vida de 75,8 años, o sea, más de 15 años más que un niño nacido en un país de ingresos bajos (60,2 años). Para las niñas la diferencia es aún mayor: 18,9 años más en los países de ingresos altos (82,0 años) que en los de ingresos bajos (63,1 años).

La esperanza de vida de los hombres es de 80 años o más en 9 países: los valores más altos corresponden a Australia, Islandia y Suiza. Para las mujeres, la esperanza de vida iguala o supera los 84 años en los 10 países con cifras más elevadas. La mayor esperanza de vida de las mujeres corresponde al Japón (87,0 años), seguido de España, Suiza y Singapur.

En el otro extremo de la escala hay 9 países (todos del África subsahariana) donde la esperanza de vida media de los hombres y las mujeres sigue siendo inferior a 55 años.

De acuerdo con las estadísticas, entre las naciones más longevas figuran Japón (81,60), Suecia (80,10), Hong Kong, España y Australia (más de 79 años), Nueva Zelanda y Costa Rica (más de 78), y Estados Unidos 77,10 y Cuba, junto a otras 17 naciones, con 77 años.

América Latina no escapa a esta realidad existiendo un incremento sostenido en la proporción y en número absoluto de personas de 60 años y más. En la actualidad las personas mayores representan el 12 % de la población regional, equivalente a 107,3 millones de habitantes.

La esperanza de vida constituye un dato relacionado con una mejor salud relativa y, de manera más indirecta, con la propia calidad de vida.

En Europa, este indicador ha evolucionado positivamente especialmente en las últimas décadas y se reconoce a España como uno de los países más destacados (Eurostat 2011). La esperanza de vida para la mujer española ha alcanzado los 84,1 años, ocupando el segundo lugar, mientras que para el hombre es de 77,8, lo que le sitúa en el quinto lugar. Estos mismos datos, recogidos en nuestro país por el INE (referidos al Movimiento Natural de la Población 2011), ofrecen unas cifras aún mayores, con una esperanza de vida para las mujeres de 85,21 años y de 79,3 años para los hombres. Esto representaría la mayor expectativa de longevidad femenina de la UE y la tercera masculina (sólo detrás de Suecia e Italia).

Aunque sigue siendo notoria la diferencia por sexos, se constata una progresión constante sobre estos datos, sea cual sea la fuente, lo cierto es que las proyecciones vienen también a poner de manifiesto una cierta suavización o ralentización de esas ganancias. Del mismo modo y de forma paralela se observa un acortamiento progresivo de la marca diferencial entre hombres y mujeres, lo que se achaca a una serie de factores comportamentales que convergen en una evidenciable superior reducción de la mortalidad masculina en comparación con la femenina, si bien siga siendo aun más alta. Al día de hoy, el trecho de la esperanza de vida por sexos es de 6,1 años y se espera que vaya suavizándose hasta los 5,6 años en 2049.

Más sensible es el indicador que mide la esperanza de vida una vez llegados a la teórica marca de los 65 años. Actualmente la expectativa para las personas de 65 años es que puedan vivir una media de 20,5 años más. A las mujeres se le atribuye una esperanza adicional de 22,3 años y al hombre de 18,4 según el INE (Movimiento Natural de la Población, 2011). Este dato incide aún más en el encabezamiento de la esperanza de vida de la población mayor española en Europa y también en el resto del mundo.

Y, más sensible aún, si lo relacionamos con el verdadero estado de salud y de la llamada calidad de vida, es el índice de esperanza vida libre de incapacidad al cumplir los 65 años que nos dice que para las mujeres es de 10 años y algo más, 10,3 para los hombres. Por lo tanto, la situación resultante es que las mujeres tienen un horizonte de vida en condiciones de incapacidad de 11 años y los hombres. Es decir, la opción de una vida larga no se corresponde en nuestro país con la realidad de una vida en buena salud. Quiere esto decir lo que ya se ha puesto de manifiesto por diferentes sociedades científicas, en particular con las relacionadas con la atención a los mayores como la Sociedad Española de Geriatría y Gerontología, cuando alertan de que en España debe hacerse hincapié en promover un envejecimiento de más calidad. A este fenómeno es especialmente sensible la mujer mayor que vive esta etapa con más carga de enfermedad, dolor y discapacidad las mujeres.

El envejecimiento es un fenómeno complejo en el que cada individuo de un grupo poblacional cada órgano o tejido es un sistema orgánico y cada célula dentro de cada tejido, forman parte de un todo por lo que este grado de complejidad determina la necesidad de brindar respuestas a los problemas inherentes en esta etapa de la vida. Éste puede definirse como un deterioro funcional progresivo y generalizado que ocasiona una pérdida de la respuesta de adaptación a la agresión y un aumento del riesgo de enfermedades asociadas a la edad, de ahí la necesidad de crear mecanismos de adaptación que garanticen una longevidad satisfactoria.

En los adultos mayores existen múltiples patologías que afectan su calidad de vida y el logro de una longevidad satisfactoria, entre ellas la osteoporosis por ser factor predisponente en las fracturas y, por tanto, las consecuencias a que conllevan éstas en esta etapa de la vida. El factor clave del envejecimiento saludable es la capacidad de conservar una vida independiente durante el mayor tiempo posible. La puesta en marcha de programas eficaces para el envejecimiento saludable y de prevención de las discapacidades entre las personas mayores dará como resultado una utilización más eficiente de los servicios sanitarios y sociales y mejorará la calidad de vida de las personas mayores al permitirles ser independientes y productivas.

La familia es un grupo social insustituible en el cual debe permanecer el anciano el mayor tiempo posible se ha denominado como la institución básica de la sociedad, ya que constituye la unidad de reproducción y mantenimiento de la especie humana, junto a otros grupos sociales, la socialización y educación del individuo para su inserción en la vida social y la transmisión de valores culturales de generación en generación.

Se define la familia como célula fundamental de la sociedad, llamada a garantizar la vida organizada y armónica del hombre, importantísima forma de organización de la vida cotidiana, fundada en la unión matrimonial y en los lazos de parentesco; en las relaciones multilaterales entre el esposo y la esposa, los padres y sus hijos, los hermanos y las hermanas y otros parientes que viven juntos y administran en común la vida doméstica.

Aumentan las familias de tres generaciones. A media que va aumentando la longevidad y se va aplazando la edad de tener hijos, la familia puede tener a su cargo a progenitores ancianos y a niños de corta edad. La carga recae desproporcionadamente en las mujeres, de las cuales se espera cuidados y aportes económicos. Hay menos hermanos y hermanas y la familia tiende hacerse pequeña. A la vez aumentan los divorcios y aparecen nuevas familias y otras redes de parientes, por lo cual comienza a tener más importancia los vínculos basados en el afecto o los que se establecen de forma voluntaria .Las expectativas con respecto a los hijos van cambiando.

Las nuevas generaciones de adultos son más sanas, más sociales y más educadas en comparación con los mayores de antes. Muchos desean una jubilación temprana para continuar trabajando a medio tiempo o de manera voluntaria, según su economía. El apoyo oficial del Estado o de Instituciones comunitarias cobra mayor importancia con el aumento de este sector de la población y de los años por vivir.

En relación con el apoyo de los ancianos a los miembros jóvenes de la familia, se muestra una transferencia de riqueza en ese sentido; es decir, de los ancianos hacia los jóvenes.

En cuanto al apoyo de la familia hacia el adulto de la tercera edad se reportan diferentes motivaciones. Se incluyen sentimientos de afecto, expectativa de reciprocidad, sentido de obligación o deber, de todo lo cual surge el llamado sentido de justicia comparativa. Crece el apoyo a distancia por movilidad de los miembros hacia otros lugares laborales y de residencia, cuestión que dificulta el vínculo sobre todo para ancianos de avanzada edad o dependientes. La atención recae en la mujer que sea esposa del hijo.

Desde la perspectiva del autodesarrollo el trabajo comunitario guarda una lógica coherente respecto a la concepción que se tenga sobre el ámbito de su realización, en la que esta se asume como un proceso de autodesarrollo a través de la elección consciente de proyectos de transformación social mediante la participación y cooperación de los ancianos se buscará con el trabajo comunitario gestar un proceso de emancipación y dignificación de la familia y adultos mayores.

Muchos de los estudios acerca de la longevidad, el envejecimiento de la población y el estado del bienestar no contemplan el hecho de que este envejecimiento constituye un fenómeno muy reciente entre las personas. A pesar de que todavía resulta difícil establecer con precisión la década en que se originó, existen sólidos indicios de que fue hacia principios del siglo XIX en varios países de Europa y quizás en algunos otros países del mundo. Anteriormente, y en base a hallazgos arqueológicos recientes, la hipótesis principal acerca de la tabla demográfica es que, hasta finales del siglo XVIII, la esperanza de vida se había mantenido constante desde los tiempos de los cazadores-recolectores y durante alrededor de 8.000 generaciones. La media de la esperanza de vida a la edad del nacimiento era de 31 años, y, según los hallazgos arqueológicos, se situaba, efectivamente, entre los 27 y los 35 años (Burger, Baudisch y Vaupel, 2012). En Suecia, la esperanza de vida en el momento del nacimiento alrededor del año 1800 era de 32 años. Puede que la tasa de fertilidad haya fluctuado en el tiempo y el espacio durante las últimas decenas de miles de años, pero no existen indicios de un aumento o reducción sistemáticos.

Por tanto, no se había producido ninguna variación al alza o a la baja en el envejecimiento de la población desde que los pobladores de África llegaron a Eurasia y América, hace más de 60.000 años.

Desde principios del siglo XIX, la esperanza de vida en el nacimiento ha experimentado un aumento, en primer lugar en un pequeño grupo de países industrializados y modernizados, y, a lo largo del siglo XX, en todo el mundo. En el caso de Suecia, la esperanza de vida ha aumentado de los 32 años en el año 1800 a 52 años en el año 1900, y hasta alcanzar los 82 años en la actualidad. Esta cifra es ligeramente superior a la de España (81,2 en 2005-2010). Este aumento de la esperanza de vida se debe, en primer lugar, a la reducción de la tasa de mortalidad en las edades más tempranas, especialmente en el nacimiento y entre los niños menores de 5 años, debido a la mejora de las condiciones en los alumbramientos y a los esfuerzos de inmunización.

En el siglo XX se produjo un incremento de la longevidad humana. En los últimos 50 años, gracias a los avances en los conocimientos médicos y tecnológicos la esperanza de vida al nacer ha aumentado en todo el mundo en unos 20 años, hasta llegar a los 66 años,.

Aproximadamente un millón de personas llega a los 60 años todos los meses, el 80% de ellas habita en los países en vías de desarrollo.

En general, los 60 años de edad es aquella que gobiernos y organizaciones internacionales comienzan a definir como la del "adulto mayor", no obstante que las expectativas de vida varían en diferentes escenarios y hay muchos factores que afectan el proceso de envejecimiento de una persona. Algunas personas podrían ser "viejas" a los 35 años; otras viven en forma plena y productiva cumplidos ya los 100 años. En muchos lugares las personas no definen su edad en términos de cuantos años han vivido, sino en términos de lo que son capaces de hacer.

El segmento de más rápido crecimiento de la población de adultos mayores es el de las personas de 80 años o más. Su número es de 70 millones, y se espera que en los próximos 50 años esa cifra se quintuplique. El número de mujeres de edad supera al de los hombres, y este aumento es más pronunciado en las edades más avanzadas. En la actualidad se estima que hay 81 hombres por cada 100 mujeres mayores de 60 años, y esta proporción disminuye a 53 hombres por cada 100 mujeres de 80 años o más. Este crecimiento demográfico, presenta grandes desafíos para la vida de las personas que van más allá de la simple adición de años, ya que adquieren dimensiones muy complejas y multifacéticas.

Este aumento en la longevidad, si bien es celebrado por la sociedad en su conjunto y por sus miembros individuales, tiene repercusiones profundas para las cuestiones relativas a la calidad de vida y para evitar la dependencia de los adultos mayores se ha recomendado impulsar el envejecimiento saludable en todo el mundo.

Al respecto, las agencias internacionales como la OPS y WHO han aconsejado trabajar en promoción de la salud en todas las etapas del ciclo vital para permitir el envejecimiento saludable, en la prevención y control de enfermedades crónicas no transmisibles como cardiopatías, arteriosclerosis, diabetes, obesidad, hipertensión arterial, salud mental y en el impulso de políticas favorables al envejecimiento activo y saludable.

Actualmente se postula que para lograr el desarrollo humano a lo largo del ciclo vital, la sociedad debe de proveer oportunidades para que "todos los individuos puedan alcanzar una edad avanzada con habilidades para adaptarse a los cambios, con habilidades para seguir contribuyendo productivamente, con buena salud y con una red de apoyo familiar y social."

Muchos gobiernos de la región, últimamente han impulsado un enfoque global de la temática de los adultos mayores reconociéndolas como personas valiosas en el proceso de desarrollo, promocionando la solidaridad entre generaciones y un envejecimiento más activo y saludable como contrapunto a la dependencia. Con el propósito de lograrlo, se involucra a las mismas personas mayores para que participen en ello. Es así como se han iniciado diferentes acciones para promover un envejecimiento más saludable y lograr la protección de la calidad de vida en las personas mayores.

Sigamos activos para envejecer bien.

En este siglo los adultos mayores serán uno de los segmentos de la población que crecerá más rápido en todos los países del mundo. Por consiguiente, todos los países deben impulsar el promover un mayor conocimiento del público acerca de cómo hacer que los últimos años de vida sean más saludables o placenteros y evitar la dependencia.

La Organización Panamericana de la Salud (OPS) utilizó el lema "Sigamos activos para envejecer bien" con ocasión del Día Mundial de la Salud que se celebró el 7 de abril de 1999. Este lema nos recuerda que el envejecimiento saludable es más que evitar las enfermedades. El mensaje tras el lema es que si adoptamos comportamientos y estilos de vida saludables en la niñez, podemos esperar que nuestra edad adulta y los años posteriores sean especialmente estimulantes y productivos. Las actividades se celebraron en el contexto de las festividades del Año Internacional del Adulto Mayor, ya que las Naciones Unidas (ONU) seleccionaron el año 1999 como el Año Internacional del Adulto Mayor, con el lema de "Una Sociedad para todas las Edades". El propósito fue estimular un diálogo intergeneracional sobre el envejecimiento y la vejez. Fue una oportunidad para tomar conciencia sobre la relación entre el "envejecimiento vs. el desarrollo" y la necesidad de buscar respuestas intersectoriales a los problemas asociados con el envejecimiento acelerado de la población mundial. Ese año, se solicitó a los países miembros que abordaran las siguientes preguntas: ¿Qué significa mantenerse activo en la vejez, lo que se conoce como "envejecimiento activo?"¿Cómo se puede promover el envejecimiento activo?¿Qué factores sociales influyen en la capacidad de las personas para lograr un envejecimiento saludable?

Los expertos de la Organización Panamericana de la Salud (OPS) con ocasión de conmemorarse el Día Mundial de la Salud concluyeron que "en el siglo XXI, la salud de los adultos mayores será un elemento clave para el desarrollo económico y social de todos los países" por lo que desarrolló un plan de acción integrado en salud para adultos mayores durante el período 1999-2002. El programa presenta un nuevo paradigma respecto a las personas de edad mayor como participantes activos en la sociedad y proporciona las bases para este nuevo enfoque.

En contraste, a pesar de los análisis y recomendaciones de los organismos internacionales, la mayoría de nuestros países latinoamericanos, tienen como prioridad la inversión para salud pública de adolescentes y niños. En tanto, las necesidades de salud de los adultos mayores y el desarrollo de infraestructuras para una sociedad que envejece recibe sólo ocasionalmente la atención necesaria.

Las agencias internacionales (ONU, OMS, OPS) recomiendan a todos los países "promover el mejoramiento de las condiciones de vida y bienestar de la población impulsando acciones orientadas al desarrollo humano a lo largo del ciclo vital y con énfasis en los grupos mas postergados socialmente". Para la OMS y OPS, los aspectos más importantes sobre el envejecimiento saludable son los hábitos de vida. Se estable que por los cambios demográficos observados "los ancianos del mañana en los países del sur son los niños mal nutridos de hoy, por ello es necesario establecer una estrategia global con mejoras políticas, no sólo en sanidad sino también en los servicios sociales e inmigración".

Los objetivos específicos de los programas recomendados son:

• Fortalecer las capacidades nacionales para la formulación, aplicación y evaluación de políticas, planes, programas y proyectos orientados al desarrollo de una cultura de la salud y a la construcción de espacios y entornos saludables.

• Fortalecer las capacidades del sector salud así como la acción intersectorial para el desarrollo de estrategias de promoción y protección de la salud con énfasis en salud infantil, salud del adolescente, salud de la mujer, salud sexual y reproductiva, salud mental y sobretodo la salud del adulto mayor.

• Promover la participación de la comunidad y revitalizar a los grupos más postergados socialmente.

• Promover el desarrollo de estilos de vida saludables a través de acciones masivas de información, educación y comunicación en salud.

Para alcanzar una longevidad satisfactoria, debe lograrse un envejecimiento saludable, etapa esta última que comienza mucho antes de los 60 años. Esta solo puede obtenerse desarrollando desde edades tempranas hábitos y estilos de vida saludables, así como realizando prevención temprana de algunas enfermedades y discapacidades.

Si bien la mayor parte de los adultos mayores está en condiciones de mantenerse libre de discapacidad, la falta de un envejecimiento saludable desemboca en una vejez "patológica", y una proporción de ellos, que aumenta con la edad, se torna frágil y necesita apoyo, atención o institucionalización, muchas veces por el resto de sus vidas. Esto determina que el crecimiento de la población más vieja conduzca a una creciente demanda de servicios sociales y de salud.

Si bien la mayoría de las personas de edad pueden satisfacer sus necesidades con los servicios habituales de salud donde se atiende la población en general, un grupo de ellos, los frágiles y los que se encuentran en estado de necesidad, demandan la especialización geriátrica de esta atención, por tener ellos demandas de salud únicas y especiales. Ellos deben ser evaluados por un médico geriatra y por un equipo multidisiplinario con formación en gerontología. A continuación se definen brevemente algunos de estos conceptos:

1. Envejecimiento satisfactorio: Condición de salud, que en su sentido más amplio, permite a las personas de edad satisfacer sus expectativas personales y cubrir las exigencias que le impone el medio donde viven. Para que se produzca se necesita:

- Un envejecimiento saludable

- Estilos de vida satisfactorios

- Mantenimiento de las reservas funcionales corporales

- Prevención de las enfermedades y discapacidades

- Una sociedad más amigable con las personas de edad

  Anciano frágil: Personas mayores que por condiciones biológicas, psicológicas, sociales o funcionales están en riesgo de desarrollar un estado de necesidad.

  Anciano en estado de necesidad: Personas que por su discapacidad física o mental, por abandono social o por privación económica necesitan de un sistema de cuidados continuados y de largo plazo.

Cuidados a largo plazo: Sistema de cuidados que se brinda por tiempo prolongado, en la comunidad, pudiendo ser brindadas en sus domicilios o en instituciones (hospitales o distintas instituciones)

Equipo Multidisciplinario de Atención Gerontológica: Equipo de trabajo integrado a lo menos por un médico, enfermera y trabajadora social, capacitados especialmente en gerontología y geriatría que complementan con atención especializada los servicios habituales en los diferentes niveles de atención a las personas de edad frágiles o en estado de necesidad. A dicho equipo pueden integrarse otros sectores, técnicos y profesionales que contribuyan a solucionar las demandas de este tipo de pacientes.

La "salud" de un adulto mayor se mide en términos de función mejor que de patología. La buena salud y el envejecimiento satisfactorio se definen por la "capacidad para funcionar de manera autónoma en un contexto social determinado". Si es social e intelectualmente activa, el adulto mayor puede considerarse sano, aun cuando tenga alguna enfermedad crónica y esté tomando fármacos.

La atención de salud de los adultos mayores, consiste en ayudarlos a mantener un comportamiento saludable, promover su bienestar y salud general, dispensarle cuidados de forma continua, que abarquen una amplia gama de posibilidades como en las enfermedades agudas y de largo plazo (instituciones) y reconfortarlos a la hora de la muerte.

El cambio epidemiológico observado, predice que si no se enfatiza en la prevención y en un envejecimiento saludable habrá un incremento de la población portadoras de enfermedades crónicas o limitantes que por lo tanto dependerán de otros en su cuidado.

Algunos datos observados al respecto:

• Las afecciones crónicas más frecuentes en los adultos mayores en todo el mundo son las cardiovasculares, el cáncer, la diabetes, la osteoartrosis, las pulmonares y los desórdenes mentales como la depresión y la demencia (enfermedad de Alzheimer).

• Según las proyecciones, hacia 2020 las tres cuartas partes de las muertes en los países en desarrollo estarán relacionadas con el envejecimiento. La proporción más cuantiosa corresponderá a las enfermedades no transmisibles.

• Los índices de hipertensión y la prevalencia de la diabetes aumentan rápidamente en el mundo en desarrollo. Las enfermedades circulatorias y el cáncer ya son las principales causas de mortalidad en Chile, Argentina, Cuba, el Uruguay y partes de Asia.

En los países en desarrollo, todas las enfermedades agudas y crónicas de los adultos mayores están exacerbadas por la pobreza persistente y la falta de servicios apropiados.

• Las enfermedades oftalmológicas, como las cataratas, glaucoma, tracoma y xeroftalmia son causa de discapacidades visuales en el mundo en desarrollo.

• En las regiones más desarrolladas, las principales afecciones crónicas de los adultos mayores son la osteartrosis y otras enfermedades osteomusculares, las deficiencias sensoriales (de la vista y el oído), la incontinencia urinaria y el edutulismo (pérdida de la dentadura).

• Entre los más ancianos, las afecciones más limitantes son la demencia, los ataques apopléticos (accidentes vasculares cerebrales) y la fractura del cuello del fémur (cadera).

En la región de latinoamericana, conforme disminuye la mortalidad infantil, aumenta la esperanza de vida al nacer y disminuye el crecimiento poblacional, avanza en paralelo la transición epidemiológica; sin embargo, el cambio en el perfil de la mortalidad no implica que se hayan abatido los problemas pre-transicionales. No ha habido un desplazamiento, sino un traslape en el patrón de morbilidad: ha aumentado la proporción de afecciones crónico-degenerativas, pero todavía prevalecen la importancia de los problemas infecciosos y otros.

Idealmente en todos los países, al mejorar las condiciones de vida y de atención a la salud, debiera ocurrir una «compresión de la morbilidad». Esto significa que las enfermedades habrían de presentarse cada vez más tarde en la existencia y cada vez por períodos más cortos de tiempo. Sin embargo, conforme se desplaza el inicio de enfermedades mortales prevenibles como la patología cardiovascular, aumenta la incidencia de enfermedades crónicas no prevenibles como los padecimientos demenciales, la osteoartrosis y el deterioro sensorial, que son generadores de una gran dependencia funcional. Es así que la repercusión funcional de la enfermedad es un indicador altamente significativo y que debe de ser considerado en la planeación asistencial y para la asignación de los recursos locales. En última instancia, el deterioro funcional conduce paulatinamente a la fragilidad del individuo volviéndolo más vulnerable y menos recuperable lo que lo transforma en dependiente.

La fragilidad del individuo depende de su salud física, su situación social y su estado mental. La fragilización se gesta, en general, a lo largo de decenios y su consecuencia principal es la dependencia en varios niveles: desde la económica (amplia y autoestimulada), la afectiva y eventualmente la física, que puede llegar a comprometer el desempeño de las más elementales actividades de la vida cotidiana. Es claro que la merma de la capacidad funcional y la consiguiente dependencia conducen a un deterioro de la calidad de vida de los adultos mayores. Por otra parte, la dependencia tiene un costo social que se expresa inicialmente en el nivel familiar, pero que ha de ser reconocido por el estado y abordado para brindar el necesario apoyo de la manera más eficiente posible y buscando siempre la recuperación o por lo menos el mantenimiento del nivel funcional.

Sabemos que la "salud" constituye el aspecto más relevante de la calidad de vida a medida que la persona avanza en años y que es conveniente mantener la independencia y vivir en un entorno social estable. Si descubrimos maneras de prolongar y mantener nuestra vitalidad física e intelectual por un período tan largo como sea posible, podremos seguir aportando a nuestras familias y a la comunidad, al mismo tiempo que ellos siguen beneficiándose de nuestras experiencias y éxitos.

Varios estudios han concluido que para lograr una vida larga y feliz, llamado envejecimiento saludable, es el resultado de las opciones de cada persona en asuntos como la dieta, el ejercicio y los mecanismos adecuados para enfrentar las adversidades. Los investigadores de la Universidad de Harvard llevaron a cabo un estudio sin precedentes de la salud física y mental de 724 personas a medida que envejecían y a lo largo de 60 años.

Allí, los investigadores identificaron siete factores que parecían predecir un envejecimiento saludable y feliz: el consumo moderado de bebidas alcohólicas, no fumar, un matrimonio estable, el ejercicio, el peso adecuado, los mecanismos positivos para lidiar con las dificultades y la ausencia de depresión. Concluyen que "una ancianidad activa y feliz bien puede que no sea cuestión de los astros ni de la suerte, sino de nuestros genes y de nosotros mismos".

Los representantes de los gobiernos de todos los países se reunirán en la 2° Asamblea Mundial sobre Envejecimiento de las Naciones Unidas (ONU) y coordinadas por la Organización Mundial de la Salud (OMS) que se celebrará en Madrid, en abril del 2002.

Destacados investigadores multidisciplinarios se juntarán para analizar entre otros temas el del envejecimiento saludable y prepararán una declaración conjunta de todas las prioridades sobre el envejecimiento que deberá ser analizada y luego ratificada por los gobiernos.

El envejecimiento es un fenómeno universal dado por una serie de modificaciones morfológicas, psicológicas, funcionales y bioquímicas originadas por el paso del tiempo sobre los seres vivos. Se afirma que el siglo XXI es el del envejecimiento de la población.

Es un proceso dinámico, gradual, progresivo e irreversible en el que influyen multitud de cambios en varios ámbitos: biológico, psicológico y social. Transcurre en el tiempo y está bien definido por éste... si bien todos los fenómenos del envejecimiento son dados en todos, no se envejece de la misma manera, ni tampoco cada parte del organismo envejece al mismo tiempo...siempre lleva el sello de lo singular, lo único, lo individual.

El envejecimiento psicológico se expresa en el paso del tiempo sobre las diferentes funciones psíquicas...las formas en que percibimos la realidad, las relaciones consigo mismo y los demás.

Muchos de los estudios acerca del envejecimiento de la población y la longevidad, no contemplan el hecho de que este envejecimiento constituye un fenómeno muy reciente entre las personas. A pesar de que todavía resulta difícil establecer con precisión la década en que se originó, existen sólidos indicios de que fue hacia principios del siglo XIX en varios países de Europa y quizás en algunos otros países del mundo. Anteriormente, y en base a hallazgos arqueológicos recientes, la hipótesis principal acerca de la tabla demográfica es que, hasta finales del siglo XVIII, la esperanza de vida se había mantenido constante desde los tiempos de los cazadores-recolectores y durante alrededor de 8.000 generaciones. La media de la esperanza de vida a la edad del nacimiento era de 31 años, y, según los hallazgos arqueológicos, se situaba, efectivamente, entre los 27 y los 35 años. En Suecia, la esperanza de vida en el momento del nacimiento alrededor del año 1800 era de 32 años. Puede que la tasa de fertilidad haya fluctuado en el tiempo y el espacio durante las últimas decenas de miles de años, pero no existen indicios de un aumento o reducción sistemáticos.

Por tanto, no se había producido ninguna variación al alza o a la baja en el envejecimiento de la población desde que los pobladores de África llegaron a Eurasia y América, hace más de 60.000 años.

Desde principios del siglo XIX, la esperanza de vida en el nacimiento ha experimentado un aumento, en primer lugar en un pequeño grupo de países industrializados y modernizados, y, a lo largo del siglo XX, en todo el mundo. En el caso de Suecia, la esperanza de vida ha aumentado de los 32 años en el año 1800 a 52 años en el año 1900, y hasta alcanzar los 82 años en la actualidad. Esta cifra es ligeramente superior a la de España (81,2 en 2005-2010). Este aumento de la esperanza de vida se debe, en primer lugar, a la reducción de la tasa de mortalidad en las edades más tempranas.

El proceso de envejecer se inicia con el nacimiento, hay quien lo sitúa en torno a los 30 años, a partir del momento en que se ha alcanzado la plenitud y los fenómenos catabólicos empiezan a dominar sobre los anabólicos. Es un proceso de naturaleza multifactorial. El denominador común más importante es la pérdida de mecanismos de reserva del organismo, lo que determina un aumento en la vulnerabilidad ante cualquier tipo de agresión, y con ello mayor probabilidad de perecer ante la enfermedad y la muerte.

Esta pérdida de vitalidad ha sido definida como la incapacidad progresiva que tiene el organismo en la realización correcta de sus funciones biológicas, que se produce por el deterioro progresivo de sus funciones fisiológicas a medida que el hombre envejece y esto ocurre incluso en ausencia de enfermedad. Envejecer no es lo mismo que enfermar, si bien, habitualmente, la vejez puede verse acompañada de un gran número de padecimientos. Al describir cualquier proceso relacionado con el envejecimiento es difícil separar nítidamente el envejecimiento como un proceso biológico, del envejecimiento.

Lo deseable es envejecer en las mejores condiciones posibles, sin historia clínica previa de enfermedad significativa, con ausencia de factores de riesgo importantes, con desgaste fisiológico mínimo y disponiendo de una buena influencia genética hacia la longevidad y envejecimiento satisfactorio. Cuando esto ocurre estamos en presencia de un envejecimiento con éxito, responsable de la longevidad excepcional. La edad de fallecimiento de estos individuos se aproximaría a lo que se conoce como esperanza de vida máxima, es decir el máximo periodo de tiempo que puede alcanzar la vida de un individuo que en el caso de la especie humana se sitúa alrededor de los 120 años. En contraposición al successful aging, como es llamado envejecer con éxito en lengua inglesa, existe un envejecimiento patológico que se aprecia en los individuos que acumulan enfermedades y factores de riesgo en edades tempranas, con lo que se reduce progresivamente su esperanza de vida.

Concepto de envejecimiento:

No se dispone de una definición universalmente aceptada del proceso de envejecimiento. Harman lo definió como la acumulación progresiva de cambios con el tiempo, que provocan el aumento de probabilidad de enfermedad y muerte del individuo.

Candore lo define como el deterioro de las estructuras y funciones que llegan a un pico o meseta máximos durante el desarrollo, crecimiento y maduración de todos los individuos de una especie dada.

Desde 1840, las expectativas de vida máxima han crecido a razón aproximadamente de 3 meses por año, tendencia que parece mantenerse.

Bernard Strehler, reconocido gerontólogo americano, define el envejecimiento en 1986 como un fenómeno universal, que ocurre en menor o mayor medida en todos los individuos de una especie, es intrínseco, por ser provocado por causas endógenas, no dependiendo de factores externos o de origen ambiental, es progresivo, porque los cambios que conducen a envejecer se dan de manera paulatina a lo largo de la vida y finalmente lo considera un proceso deletéreo, es decir que un determinado fenómeno sólo se considerará parte del proceso de envejecimiento si es dañino.

El envejecimiento es un fenómeno que comienza en la concepción y culmina con la muerte así lo define Harris en el 2001.

Se trata de un fenómeno común a todos los organismos multicelulares, descrito como un declive endógeno y progresivo en la eficacia de los procesos fisiológicos. Este declive se ha atribuido a un programa genético presente en todos los individuos de la misma especie, o a la acumulación estocástica de errores en las células somáticas, lo que daría lugar a la progresiva pérdida de las funciones celulares.

Desde el punto de vista funcional, se define el envejecimiento cuando se han producido un 60% de las modificaciones fisiológicas atribuibles a la edad. Sin embargo, desde el punto de vista fisiológico, se define como aquella situación en la que hay una evidente capacidad disminuida en el mantenimiento de la homeostasis.

No es un fenómeno que se produzca a la misma velocidad entre los individuos, y entre los órganos, cada uno pierde de manera independiente su función, lo que hace que existan personas más envejecidas que otras a pesar de tener la misma edad cronológica; incluso en un mismo anciano ciertos órganos y funciones se conservan mientras que otras se hallan más o menos afectadas expresó Troen en el 2003.

Existe consenso acerca de lo que sería vejez y envejecimiento. Vejez se refiere a un estado, relativamente largo, por el que pasan los seres humanos; que además es el último período del ciclo vital. Por su parte, el envejecimiento es un proceso biológico, social y psicológico, como resultado de la interacción de la herencia, el ambiente y la conducta.

Actualmente no están establecidas con absoluta nitidez las causas que conducen al envejecimiento, se han propuesto diferentes teorías para explicar el deterioro y los cambios degenerativos que se producen. Diversos autores las han dividido en dos categorías generales: las que afirman que el envejecimiento es el resultado de la suma de alteraciones que ocurren de forma aleatoria y se acumulan a lo largo del tiempo (teorías estocásticas), y las que suponen que el envejecimiento está predeterminado (teorías no estocásticas descritas por Troen en el 2003.

Ambas teorías no son mutuamente excluyentes, de hecho, se ha propuesto que desde el nacimiento a la senectud existe un descenso de la influencia de la actividad genética y un incremento de los efectos de los sucesos estocásticos.

Teorías estocásticas:

Consideran el envejecimiento como el resultado de una acumulación de daños aleatorios producidos en moléculas vitales para el organismo a lo largo del tiempo.

Integran este grupo de teorías: La teoría de la mutación somática, la teoría de la reparación del DNA, la teoría de la acumulación de errores, la de un modelo nutricional y la teoría de los radicales libres.

Cada día toma más fuerza la teoría de los radicales libres, sustancias altamente reactivas resultado de la exposición a oxígeno, radiaciones y otros factores ambientales, que dañan los componentes celulares DNA, DNA-mitocondrial, proteínas, lípidos, etc., afectando a la integridad estructural y funcional de los mismos.

Teorías no estocásticas:

Éstas proponen que el envejecimiento forma parte del proceso de desarrollo y maduración, genéticamente programados y continuamente controlados. Incluyen: La teoría de la programación. Las teorías neuroendocrina e inmunitaria La teoría inmunológica y la teoría de la muerte programada, apoptosis.

Diversos autores han propuesto un modelo nutricional, basándose en la observación de una posible relación entre la restricción calórica (RC) y los mecanismos de reparación del DNA, puesto que estudios con animales en situación de RC han mostrado un aumento en la capacidad de reparación del DNA, y la consiguiente reducción de daños y mutaciones en el mismo.

La vejez es un estado caracterizado por la pérdida de capacidad de la persona para adaptarse a los factores que influyen en ella. La edad efectiva de una persona puede establecerse teniendo en cuenta diversas consideraciones que nos permiten diferenciar cuatro tipos de edades: Edad cronológica, Edad fisiológica, Edad psíquica y Edad social.

Edad cronológica. Se define por el hecho de haber cumplido un determinado número de años; respecto de la vejez se ha convenido hasta el momento, los 65 años. Es objetiva en su medida ya que todas las personas nacidas en la misma fecha comparten idéntica edad cronológica. La ventaja de la objetividad de la edad cronológica se vuelve inconveniente al comprobar el impacto diferente del tiempo para cada persona. La edad constituye un dato importante pero no determina la condición de la persona, pues lo esencial no es el transcurso del tiempo sino la calidad del tiempo transcurrido, los acontecimientos vividos y las condiciones ambientales que lo han rodeado.

Edad Fisiológica. Definida por el envejecimiento de sus órganos y tejidos, es decir, la afectación física del individuo. Los cambios orgánicos se producen de forma gradual: lentos e inapreciables al comienzo del proceso, hasta que afectan el normal desarrollo de las actividades de la vida diaria o interfieren en ellas.

Edad psíquica. Es difícil establecer las diferencias a nivel psíquico entre los individuos de edad madura y los individuos ancianos. Los acontecimientos externos de la vida de cada persona, sociales y afectivos, hacen reaccionar a cada una según su personalidad, circunstancias y experiencia vital.

Edad Social. Establece el rol individual que se debe desempeñar en la sociedad. Esta forma de clasificar puede considerarse discriminatoria ya que no tiene en cuenta las aptitudes y actitudes personales frente a la resolución de las actividades de la vida diaria. Sin embargo, los límites de la edad social cambian según las necesidades económicas y políticas del momento.

El envejecimiento biológico es un fenómeno considerado universal, es decir que afecta a todos los seres vivos, pero que no ha sido demostrado más que en los seres humanos, en los animales domésticos y en los animales que viven en cautividad en zoológicos. El envejecimiento biológico es un proceso de cambio del organismo que, con el tiempo, disminuye la probabilidad de supervivencia y reduce la capacidad fisiológica de autorregulación, de reparación y de adaptación a las demandas ambientales.

El proceso del envejecimiento, normalmente progresivo, se ve afectado de diferentes maneras en los distintos individuos de acuerdo a diversos factores, tanto endógenos, sobre los que no podemos actuar (la edad, el sexo, la raza, factores genéticos, etc.), como exógenos, sobre los que sí podemos influir a través de medidas preventivas que traten de evitar los factores nocivos que acortarán la esperanza de vida de la población anciana.

El envejecimiento se caracteriza por la pérdida progresiva de la capacidad de adaptación y de reserva del organismo ante los cambios. Es un proceso dinámico que se inicia en el momento del nacimiento y se desarrolla a lo largo de nuestra vida.

La función fisiológica de muchos órganos y sistemas tiende a declinar con la edad y con una amplia variabilidad individual. Los cambios fisiológicos asociados con la edad no suelen tener significado clínico cuando el organismo está en reposo, pero pueden tener una repercusión importante ante situaciones de estrés, como ejercicio, enfermedad o administración de fármacos.

Repercusión del envejecimiento en algunos órganos y sistemas:

Sistema cardiovascular

– Cambios morfológicos:

• Incremento del contenido de colágeno en las capas sudendocárdica y subepicárdica.

• Aumento moderado del grosor de la pared cardíaca.

• Calcificación de las válvulas y anillos, así como degeneración mucosa de las valvas de la mitral.

• Aumento de los depósitos de lipofuscina y amiloide.

• En el sistema de conducción se producen acumulaciones grasas alrededor del nodo sinoauricular, junto con una disminución en el número de células marcapasos de dicho nódulo.

– Cambios funcionales:

• Enlentecimiento del llenado diastólico precoz, aumento del llenado diastólico tardío, se mantiene el volumen diastólico final.

• Incremento de las resistencias periféricas.

• No se modifican en reposo el volumen telesistólico y la fracción de eyección.

• Disminución de la capacidad de respuesta a la modulación betaadrenérgica.

• Ante el esfuerzo, el aumento de la frecuencia cardíaca es menor que en el joven.

Aparato respiratorio

− Cambios morfológicos:

• Disminución en la cuantía y actividad de los cilios.

• Deterioro del reflejo tusígeno.

• Cambios en la composición del colágeno pulmonar.

• Disminución en el diámetro de bronquios distales, bronquiolos, conductos alveolares y superficie alveolar, lo que determina una reducción de la superficie de intercambio gaseoso.

• Pérdida de elasticidad pulmonar, cambios en la orientación y localización de las fibras elásticas, lo que origina reorganización de la arquitectura alveolar.

• Aumento de la rigidez de la caja torácica.

Cambios funcionales:

• Aumento del volumen residual.

• Disminución en la capacidad vital en 20 a 25 mL//año a partir de los 25 a 30 años.

• Disminución del flujo respiratorio máximo en el primer segundo a razón de 25 a 30 mL/año.

• No se modifica el volumen pulmonar total.

• Los niveles de PCO2 arteriales y el pH no experimentan cambios con la edad.

• Disminución de la respuesta a la hipoxia e hipercapnia, probablemente a causa de una disminución en la respuesta de los barorreceptores centrales y periféricos.

Aparato digestivo

− Disminución de la secreción salival.

− Disminución de la respuesta peristáltica y aumento de la no peristáltica.

− Mayor incompetencia del esfínter esofágico inferior.

− Descenso de la secreción ácida y de pepsina.

− Enlentecimiento del tránsito intestinal.

− Disminución en el hígado de la síntesis de proteínas.

Sistema endocrino

− Cambios morfológicos:

• Fibrosis de la glándula tiroidea con infiltración linfocitaria y disminución en su tamaño.

• Presencia de microadenomas hipofisiarios que suelen producir prolactina.

• Elevada prevalencia de anticuerpos antitiroglobulina y antimicrosomales.

− Cambios funcionales:

• Descenso en la conversión de T4 en T3.

• Existe una alteración de la tolerancia a la glucosa.

• Aumentan los valores séricos de las hormonas siguientes: noradrenalina, vasopresina e insulina.

• Disminuyen los valores séricos de T3, renina, aldosterona, estrógenos y andrógenos.

• Se mantienen sin variación los valores de adrenalina, cortisol, T4, TSH y angiotensina.

Sistema nervioso y órganos de los sentidos

– Cambios morfológicos:

• Disminución del peso y volumen cerebral.

• Agrandamiento de los ventrículos, surcos, circunvoluciones cerebrales y cisuras cerebelosas.

• Depósito del pigmento del envejecimiento –lipofuscina– en las células nerviosas.

• Aparición de placas seniles y ovillos neurofibrilares.

• Pérdida progresiva del número de unidades motoras a partir de los 60 años.

– Cambios funcionales:

• Se modifica la inteligencia fluida –refleja la habilidad para procesar y manipular nueva información.

• Se produce una disminución de la memoria sensorial y de fijación, no se altera la inmediata y de evocación.

• Reducción de la capacidad de integración visuoespacial y aumento en el tiempo de reacción.

Órganos de los sentidos

Visión

– Tendencia a la miosis y disminución de la reacción pupilar a la luz.

– Engrosamiento del cristalino.

– En la córnea puede aparecer un anillo periférico de depósitos de lípidos.

– Disminución de la acomodación y aparición de presbicia.

– Disminución de la sensibilidad a los colores y la capacidad de adaptación a la oscuridad y a la luz.

Audición

– Pérdida de elasticidad de la membrana timpánica.

– Cambios degenerativos en las superficies articulares de los huesecillos del oído medio.

– Atrofia de células cocleares y descenso de neuronas auditivas.

– Mayor incidencia de presbiacusia.

– Disminución de sensibilidad ante frecuencias altas.

Sistema nefrourológico

– Cambios morfológicos:

• Reducción de la masa renal en un 20 a 25 % a expensas de la corteza.

• Disminución del número y tamaño de las nefronas.

• En el túbulo contorneado distal se produce una dilatación de la luz con formación de divertículos, origen de los quistes renales simples frecuentes en los adultos mayores.

• Atrofia generalizada en ovarios, útero y vagina.

• En la mucosa vaginal se produce un incremento de pH y una disminución de las secreciones y del flujo sanguíneo.

• Reducción en el tamaño de los testículos.

– Cambios funcionales:

• Reducción del flujo sanguíneo renal en el 10 % cada 10 años.

• Disminución de la capacidad de concentración de la orina.

• Descenso en la capacidad de excreción y conservación del sodio.

• La contractilidad vesical y la capacidad para postponer la micción disminuyen con la edad.

• Mayor prevalencia de contracciones involuntarias no inhibidas del detrusor.

• El agua corporal total disminuye con la edad, del 55 al 60 % a los 30 a 40 años y del 50 % a los 75 a 80, lo que es más importante en mujeres.

Sistema osteomioarticular

– Pérdida de masa ósea, con aumento de la actividad osteoclástica y disminución de la osteoblástica.

– Disminución de la elasticidad del cartílago articular.

– Reducción de la masa corporal magra, sobre todo a expensas del musculoesquelético.

– El efecto del envejecimiento sobre el músculo se denomina sarcopenia –disminución gradual de la masa muscular y la fuerza.

– Mayor rigidez de los tendones con pérdida de su contenido hídrico.

– Degeneración y disminución del espacio intervertebral.

Piel y tejido conjuntivo

– Pérdida de colágeno y adelgazamiento de la unión dermoepidérmica.

– Aparición de arrugas, alopecia y encanamiento del pelo.

– Piel seca, prurito, retraso en la cicatrización y disminución de la sudación.

Sistema hematopoyético

– Aumento de la grasa y disminución del tejido hematopoyético.

– Los parámetros hematológicos no cambian con el envejecimiento, solo se ha observado un aumento del volumen corpuscular medio y de la fragilidad osmótica de los hematíes.

El total de personas que en el país cuentan con 60 o más años debe continuar en las décadas siguientes y esto hará que Cuba para el año 2025 sea el país más envejecido de América latina y el Caribe, dado que el envejecimiento poblacional representa un problema social que obliga a los estados a trazar políticas que garanticen a este grupo los servicios elementales que les permitan vivir con calidad, es necesario realizar acciones de salud para mejorar la calidad de vida en este grupo poblacional que tengan como denominador común: Brindar atención integral y diferenciada a los de este segmento de la población, lo que les permitirá además de prolongar sus años de vida, que se mantengan lo más activos posibles y libres de discapacidades, lo que es igual a decir lograr una "Longevidad satisfactoria".

Manual para cuidadores:

¿Se considera Ud. un Cuidador?

Un cuidador es aquella persona, familiar o no, que participa activamente en las actividades cotidianas o de la vida diaria de un paciente, que generalmente es un adulto mayor, ayudando al mismo a desenvolverse en tareas habituales, logrando su incorporación a la sociedad, pero a la vez lo provee de afecto, amor y cariño. Esto solo es posible si la actividad de cuidado se realiza con responsabilidad.

¿Usted realiza alguna de estas tareas?

- Llevar al anciano al doctor.
- Lavarle la ropa o limpiarle la casa.
- Hacerle los mandados.
- Cocinarle.
- Supervisarle la toma de medicamentos.
- Ayudarle a usar el baño, entre otras tareas.

¡Entonces Ud. es un Cuidador!

¿Cómo tratar a un adulto mayor bajo su cuidado?

- ❖ Trátelo con dignidad.

❖ Escuche sus preocupaciones.

❖ Pídale su opinión y hágale saber que ésta es importante para usted.

❖ Hágale participar de tantas decisiones como sea posible.

❖ Inclúyalo en la conversación.

❖ No hable de ella o de él como si no estuviera presente.

❖ Háblele como a un adulto, incluso cuando usted no esté seguro de cuánto entiende.

¿Cómo mantener activo al paciente?

Permita y ayude a realizar actividades instrumentadas como buscar el pan, escoger y lavar el arroz, pelar las viandas, servir la mesa, tender la cama, doblar la ropa. Estas actividades son de gran utilidad y permiten se sientan útiles. Pueden ser realizadas en compañía de otra persona para velar por la seguridad del paciente, pero siempre respetando al máximo su independencia. Tenga presente que puede que su paciente las realice incorrectamente, pero Ud. no debe censurarlo, regañarlo o demostrarle molestia. Debe conservar la paciencia y utilizar el elogio para estimularlo a la realización de la actividad.

¿Cuál es la mejor forma de comunicarse con el paciente?

En el deterioro cognitivo, la persona mayor va perdiendo la facultad para expresarse y recibir estímulos comunicativos. Por ello, es conveniente que el cuidador adapte su forma de hablar al estado en el que se encuentra el paciente.

El cuidador ha de distinguir en su relación entre la enfermedad y la persona, entendiendo que muchos de los comportamientos, cuando se trata de un adulto mayor, que además puede presentar algún grado de deterioro cognitivo, son fruto de la enfermedad, no de la personalidad del mismo, por estas razones el cuidador necesita tener conocimientos acerca del padecimiento de su senescente. A partir de ahí, ha de saber qué técnicas y estrategias se pueden poner en marcha para que la comunicación y, por tanto, la relación entre el mayor dependiente y el cuidador sea lo mejor posible en cada momento.

El cuidador puede comunicarse con el anciano a través de las diferentes técnicas de comunicación:

1. El cuidador debe hablar de forma clara y pausadamente, con mensajes cortos y simples. Debe mantener el contacto visual cara a cara, para conservar la atención y concentración. Los mensajes más importantes deben ir al inicio de la frase, si esta es larga y compleja, repetir las informaciones necesarias, dejar tiempo para que se comprenda lo que se le dice.

2. La reinterpretación del lenguaje y la conducta es otra de las técnicas para una adecuada comunicación, la misma consiste en no tomar en cuenta los errores que pueda cometer el anciano a través del lenguaje, e intentar interpretar su significado, con la atención a sus palabras y las expresiones y gestos más importantes que realice el paciente a su cargo.

3. La estimulación de la expresión es otra de las técnicas, consiste en incitar y animar al paciente a las respuestas y repeticiones aunque sean incorrectas. Se resalta la expresión correcta en vez de corregir los errores. Se ayuda diciendo la palabra que tiene dificultad en recordar, en vez de esperar a que lo haga por sí mismo. Ayudarle a encontrar el hilo de la conversación. No molestarse por las dificultades que muestre el paciente en la expresión y comprensión. Hay que darle tiempo suficiente para que se exprese. Estimular a la conversación hablando de temas familiares y de su interés.

4. El retomar experiencias pasadas y ponerlas en contacto con el presente, hará que comprenda las situaciones actuales tratando de relacionarla con recuerdos anteriores que hayan sido de importancia para el anciano. El cuidador debe ayudarse de gestos para hacerse entender, por medio de movimientos, expresiones del rostro y posturas positivas, suaves; al mostrar buen ánimo, alegría, sonrisa, amabilidad, relajación, proximidad, gestos de seguridad, va a favorecer la comunicación y facilitar un clima de buen humor.

Algo que ayuda mucho con respecto a la comunicación con el anciano se basa en una actitud de respeto, poniéndose en el lugar del paciente. Si Ud. cumple estas técnicas su labor de cuidado será positiva y muy responsable.

Otras de las técnicas que se deben emplear para comunicarse con el anciano son:

- ✓ Parafrasear o repetir lo esencial de lo que acaba de decir el paciente al emplear sus mismas palabras, imitar el tono de voz y la cadencia del habla para hacer que el anciano se sienta más seguro.
- ✓ Imaginar lo opuesto de un pensamiento negativo y sustituirlo por otro positivo sobre una determinada situación, para así evitar problemas.
- ✓ Observar e imitar los movimientos y emociones de la persona para crear confianza mediante la imitación al paciente, con la mejoría de la comunicación interpersonal.
- ✓ Emplear el equívoco, donde ante comentarios o expresiones del paciente carentes de significado, podemos hacer comentarios o preguntas sin sentido que permitan mantener la comunicación y evitar la discusión con el paciente.

Cuando el adulto mayor se da cuenta que ya no es tan independiente como antes y necesita de la ayuda de otras personas para su cuidado, podría sentir una pérdida de control sobre su propia vida. Cuando una persona se enferma y se siente dependiente cambia toda su vida y todos a su alrededor cambian también. Si Ud. puede, como cuidador principal, reconocer estos motivos y aprender métodos para manejarlos, esto ayudará a ambos a mantener una relación más saludable y sobreponerse a un período difícil, mejorando así la labor de cuidar.

¿Cómo puede controlar el comportamiento del anciano cuando este resulta ser difícil?

No siempre se puede controlar la manera en que se comporta la otra persona, pero se puede controlar el modo en que uno responde a este comportamiento. Para esto debe evitar culpar la personalidad del paciente y acusarlo de ser una mala persona, además de culparse a sí mismo que no solucionará tampoco las cosas, recuerde que Ud. está haciendo lo mejor que puede en una situación difícil, que se asume cuando se cuida con responsabilidad.

Algunos individuos cuando dependen de otros se irritan fácilmente. Para esto no ignore sus sentimientos y decirle "no me importa" podría hacerlo enojar aún más. Sea flexible y pruebe con "¿qué puedo hacer para mejorar?", "veo que eso te molesta", "¿por qué te pones así?" esto le permitirá al anciano hablar sobre lo que le molesta y ayudarlo a desahogarse. Haga un esfuerzo y respete las exigencias del paciente que para Ud. pueden ser insignificantes pero para él son importantes.

Dale una oportunidad para que tome él mismo decisiones, un ejemplo podría ser "¿quieres bañarte ahora o después que termines de ver el televisor?"

Si el anciano se pone molesto cuando Ud. está estresado o apurado debe tratar de evitar estos eventos, esto podría reducir la frustración para ambos.

Hacerle muchos requerimientos al paciente sobre cómo hacer cualquier actividad, ejemplo: cómo descansar, pelar los ajos, bañarse, etc., podría molestarlo, hágalo entonces cuando lo que Ud. le dice es muy importante, en caso que no lo sea déjelo pasar. Si observa que está perdiendo el control aléjese y respire profundo, no le grite.

La ancianidad trae consigo la aparición de una serie de enfermedades que no siempre aparecen en todas las personas por igual. Presentar una enfermedad crónica y depender de otra persona podría hacer que esta se muestre más ansiosa de lo normal. Surge la preocupación por sus medicamentos, su presión arterial, sus niveles de glucosa en sangre, etc. Esta ansiedad puede hacer que el anciano se sienta inquieto o mareado, con escalofríos, taquicardia, la ansiedad también puede producir irritabilidad, depresión, problemas en el sueño, falta de concentración. Por tal motivo debe manejar sus preocupaciones hacia el enfermo con mucha cautela y discreción.

¿Qué indicaciones debe seguir cuando su paciente se muestra demasiado ansioso o exigente?

➢ Trate de descubrir lo que lo hace sentir ansioso, ejemplo: escuchar una música con bocinas altas, oír varias personas hablando a la vez, ver una película violenta, escuchar noticias abrumadoras como el fallecimiento de algún contemporáneo, o el anuncio de una enfermedad terminal en un conocido y trate de reducir o evitar estos momentos.

➢ Tenga en cuenta y acepte la necesidad de esta persona de controlar las cosas, recuerde que el anciano puede exigir que los espejuelos estén encima de la mesa, porque si lo deja en otro lugar, podría olvidar dónde los puso. Nunca le cambie las cosas de lugar, eso pudiera empeorar la situación y la relación se convertiría en un caos, mejor muéstrele donde deja sus pertenencias, será mucho mejor así.

➢ Diríjase a él suavemente, sin alterarse, tranquilícelo diciendo: "todo estará bien", "tenemos tiempo todavía", acariciar el dorso de su mano o pasarle la mano suavemente por su cabeza, podría ayudarlo a calmar.

➢ Recuerde siempre mantener su privacidad y espacio personal.

¿Cómo estimular los procesos cognitivos del paciente?

La estimulación cognitiva es una de las actividades que se utilizan para ayudar al anciano, la misma consiste en la realización de ejercicios orientados a mantener o mejorar las funciones cognitivas de los adultos mayores (por ejemplo, mejorar la memoria) y las habilidades necesarias para las actividades instrumentadas de la vida diaria (como: el manejo del dinero, comunicarse por teléfono, orientarse o no perderse en entornos conocidos, realizar las tareas domésticas, ir a la bodega, etc.)

Es importante que el paciente mantenga una cierta actividad mental el mayor tiempo posible, un buen ejemplo sería la puesta en práctica de actividades psicoestimulantes que incluyen desde la lectura de un libro, jugar ajedrez, realizar crucigramas, tejer, entre otras actividades.

¿Qué beneficios le aporta al anciano la psicoestimulación?

El énfasis se pone en mejorar o mantener las actividades que el anciano realiza en el contexto de su vida diaria. Estos resultados positivos influyen favorablemente en la forma de ver los pacientes su situación, reforzando su autoestima y reduciendo el estrés que comúnmente experimentan por los déficits percibidos.

¿Qué medidas de seguridad deben tomarse para proteger al anciano de accidentes?

1. Mantenga los medicamentos bajo llave. Hágale una lista con todas las medicinas que esté tomando el paciente y muéstrele claramente los horarios de las mismas para evitar olvidos o sobredosis.

2. Mantenga bajo llave todos los venenos como insecticidas, fertilizantes, diluyentes de pintura o líquidos de limpieza.

3. Limpie el refrigerador semanalmente y deseche los alimentos en mal estado, la intoxicación por alimentos es un peligro real y más aún cuando existen dificultades en la memoria.

4. Guarde bajo llave herramientas que puedan ser peligrosas como tijeras, cuchillos, navajas, entre otras.

5. Coloque pasamanos a las escaleras y trate de no usar alfombras resbaladizas en el baño o en los pies de la cama para evitar caídas.

6. Colóquele unos zapatos apropiados y valore la posibilidad del uso de geroprotectores, teniéndolos al alcance de la mano tales como bastón, trípode, andador y el más importante: sus espejuelos.

¿Qué puede hacer el cuidador para que el adulto mayor duerma mejor?

El adulto mayor debe solo usar la cama para dormir, además es recomendable reducir el tiempo que está en ella, ofreciéndole actividades físicas que el anciano pueda realizar. No se debe permitir que coma antes de acostarse, debido a que la digestión se produce en esta etapa de la vida de forma más lenta. Es importante que el lugar de descanso sea silencioso, en penumbras, con una temperatura adecuada y bien ventilada. El cuidador debe permitirle al adulto mayor dormir siempre en un horario fijo y en caso que existan dificultades para lograr el sueño o durante el mismo se debe consultar al médico. Las preocupaciones o las inquietudes pueden provocar que el anciano duerma mal, por tanto si estas se reducen se pueden mejorar estos problemas. Nunca lo medique con este fin a menos que haya sido recomendado por el geriatra.

¿Qué debe hacer para reducir y retrasar situaciones de dependencia?

Las actividades de la vida cotidiana tales como bañarse, vestirse, usar el baño son personales e intimas, permanecen conservadas en los mayores hasta cierto momento, a medida que avanza una enfermedad pueden aparecer necesidades de dependencia en relación a su cuidador principal. Ante esto es necesario que el anciano mantenga una rutina fija y ordenada de actividades, las cuales son recomendables que las realice solo aunque se tarde más tiempo.

Entre estas actividades se encuentran:

El vestir

El cuidador debe dejar que la persona se vista solo, en caso que necesite ayuda muéstrele cómo se hace y guíelo a través de ejemplos. Fíjese en los zapatos del anciano, asegúrese de que no tenga la suela suelta o los cordones y esto pueda provocarle una caída. Evite que el anciano use ropa con cierres complicados, alcáncele las piezas de vestir según el orden que debe ponérsela si es necesario.

La ropa con cierres delante y los zapatos sin cordones son muy cómodos y seguros.

La alimentación

Para contribuir a una buena alimentación:

➢ Incluya una variedad de alimentos en su dieta.

➢ Utilice el azúcar lo menos posible.

➢ Utilice la sal y los alimentos que contienen la misma con moderación.

➢ Reduzca la grasa en los alimentos.

➢ Las frutas y vegetales suelen ser muy saludables.

➤ Nunca apure al anciano mientras esté comiendo, la comida debe ser una actividad agradable y el apetito, a menudo mejora, cuando la hora de la comida es relajada. Si es posible, de vez en cuando acompáñelo Ud. también a comer en la mesa.

Una adecuada cantidad de líquidos son esenciales para mantener la piel saludable y mejorar el estado general de la persona. Tenga presente que algunos medicamentos pueden deshidratar al anciano y por tanto los riñones del mismo necesitan más líquidos para su buen funcionamiento.

No le llame la atención cuando la persona derrame la comida o se niegue a comer.

Si el anciano muestra dificultades en la manipulación de los cubiertos, fomente actividades de cocina donde pueda realizar pasos como pelar, picar, partir en rodajas o en trozos, que estimulen el entrenamiento con los mismos.

Higiene y arreglo personal

Bañarse muchas veces a esta edad se convierte en una de las actividades que más oponen resistencia por parte de los pacientes. Es importante evaluar la seguridad en el momento del baño, puede ser oportuno ubicar una silla en el baño para disminuir los requerimientos de la actividad. Asegúrese de que el pasillo y el baño estén bien iluminados, retire las alfombras pequeñas que puedan producir tropiezos. Estimule al paciente a peinarse, afeitarse, lavarse los dientes o prótesis de forma independiente. Trate de tenerle preparado todos los utensilios antes de entrar al baño, respetando siempre su privacidad. Mantenga seco el piso del baño para así evitar caídas.

Higiene Bucal

Debe exigirle al paciente que cepille sus dientes aunque sea una vez al día, además debe verificar las prótesis dentales a menudo para descartar fisuras en las mismas. Cuando las prótesis se encuentran fuera de la boca asegúrese de mantenerlas en agua, estas deben quedar bien fijas a las encías para evitar así problemas en la alimentación.

Cuidado del cabello

Mantenga el cabello del paciente corto para que se pueda peinar fácilmente y con un corte fácil de cuidar. Una visita a la peluquería resulta para los ancianos de mucha satisfacción. La higiene del cabello es esencial.

Incontinencia

La incontinencia urinaria se asocia con frecuencia con la vejez o con alguna lesión de la médula espinal. Puede estar causada por contracciones espontáneas inapropiadas del músculo responsable del vaciamiento de la vejiga o ser el resultado de una retención urinaria; la incapacidad para vaciar la vejiga causa incontinencia por rebosamiento. La retención urinaria también puede estar motivada por algunos fármacos o por hipertrofia de la próstata, que produce la obstrucción del flujo de la orina.

La incontinencia afecta seriamente la vida de quien la padece: provoca úlceras en la piel, infecciones, pérdida de la autoestima, aislamiento social y vergüenza, por tanto el cuidador principal debe recordar al anciano la necesidad de ir al baño.

¿Qué consecuencias trae consigo ser cuidador?

La persona que asume el rol de cuidador enfrenta una gran cantidad de tareas, que desbordan con frecuencia sus posibilidades reales. El cuidador tiene que hacer frente a conflictos familiares y de pareja, problemas laborales, económicos, aislamiento social, disminución del tiempo de ocio entre otros, aparte de las dificultades relacionadas con el cuidado de su paciente. El estar sometido a todos estos estresores puede dar como resultado que numerosos cuidadores experimenten problemas emocionales, además de problemas físicos. De hecho, los mismos presentan en muchas ocasiones altos niveles de depresión, ansiedad e ira.

¿Cómo se afecta un cuidador?

El cuidador se afecta desde el punto de vista físico, psicológico, social y económico:

- Se agotan físicamente por el exceso de tareas que asumen. Tienen que dejar de atender unas para atender otras.
- Pueden aparecer enfermedades como la hipertensión arterial, la diabetes, osteoartritis, insomnio, por solo mencionar algunas.
- Sensación de fatiga y cansancio por la falta de sueño.

➤ Aparición de sentimientos como ira, angustia, tristeza, desesperación.

➤ Se producen alteraciones afectivas como depresión y ansiedad.

➤ Se reduce su participación en actividades culturales, sociales, laborales y recreativas por falta de tiempo libre.

➤ Se afecta la rutina familiar y las relaciones de pareja del cuidador.

➤ Se reduce la economía por el exceso de recursos que demanda el paciente.

➤ En ocasiones el cuidador tiene que abandonar la actividad laboral.

El cuidador puede necesitar ayuda cuando presenta síntomas tales como:

➤ Aumento de Irritabilidad.

➤ Problemas de sueño.

➤ Pérdida de peso corporal.

➤ Pérdida de energía, fatiga, cansancio fácil.

➤ Aislamiento.

➤ Consumo excesivo de: tabaco, alcohol, cafeína, fármacos.

➤ Problemas orgánicos: palpitaciones, temblor en las manos, molestias digestivas

➤ Problemas de memoria.

➤ Dificultad para concentrarse.

➤ Menos interés en personas y/o actividades que eran antes objetos de interés.

➤ Aumento o disminución del apetito.

➤ Tratar a personas dentro de la familia de forma menos considerada.

➤ Cambios de humor.

➤ Dificultad para superar sentimientos de depresión.

Cuídese a sí mismo

➤ Cuidar a otra persona es la responsabilidad más difícil que tendrá en su vida. Si bien cuidar a una persona trae muchas satisfacciones, existen sacrificios y exigencias que podrían llegar a ser muy fuertes.

➤ Debido a que cuidar de una persona puede ser abrumador, es importante que se controle. Por lo general, es difícil saber cuánto tiempo deberá cuidar de esta persona o si su tarea se hará más exigente con el tiempo.

➤ Cuidar de sus propias necesidades es tan importante como cuidar a la otra persona. Si usted se enferma o se cansa mental o físicamente, no podrá cuidar de otros y perderá el control en un cuidado responsable.

Algunos consejos importantes para el cuidador

- ➤ No abarque usted solo el cuidado de su familiar, pensando que es la persona que cuida mejor al anciano.
- ➤ Comparta la atención y el cuidado con familiares y amigos.
- ➤ No se sienta culpable de no haber dado al enfermo los cuidados que merece. Mañana lo hará mejor.
- ➤ No centre su vida en el cuidado de su paciente.
- ➤ Culpe siempre a la enfermedad y no al enfermo de sus manifestaciones y conductas inadecuadas.
- ➤ Tómese un descanso cuando se sienta agotado y/o agobiado.
- ➤ Realice ejercicios físicos y de relajación mental. Algunas ideas podrían ser ejercicios de respiración, yoga, meditación, escribir un diario de vida o salir a caminar.
- ➤ Puede cerrar los ojos e imaginarse que se encuentra en un lugar agradable, con una temperatura favorable, un lugar rodeado de cosas hermosas que la hagan sentirse bien, respire profundo varias veces, esto lo debe realizar todas las veces que necesite.
- ➤ Si lo considera necesario, pues se siente mal o no sabe qué hacer, no dude en buscar ayuda de un médico, psicólogo u otro profesional.

Es normal que de vez en cuando, los cuidadores se sientan tristes o desanimados. Ignorar estos sentimientos no hará que desaparezcan.

Si tiene excusas como "Yo nunca he hecho ejercicio antes", "Mis rodillas y mis pies me duelen demasiado", hágase un favor: con tan solo 10 minutos al día y en sólo tres días a la semana, el ejercicio correcto le ayudará a sentirse mejor, a reducir el estrés y gozar más de la vida.

Apoyo familiar

"La familia constituye una entidad en la que están presentes e íntimamente entrelazados el interés social y personal puesto que es la célula fundamental de la sociedad. La misma cumple importantes funciones en la formación de nuevas generaciones, además satisfacen intereses humanos afectivos y sociales de las personas".

La ayuda familiar debe estar encaminada a propiciar el bienestar del adulto mayor y de la persona responsable del cuidado. Muchas veces los cuidadores se encuentran sobrecargados por los acontecimientos cotidianos y en muchos casos muestran signos de padecer una importante problemática emocional. Para los mismos en ocasiones resulta difícil pedir ayuda, pero aún es más complejo proporcionar el cuidado solo.

Para algunos cuidadores, la familia, es la mayor fuente de ayuda, para otros es la mayor fuente de angustia. Es importante aceptar apoyo de otros miembros de la familia y no llevar la carga uno solo, reclamarlo no es una señal de debilidad, sino un paso importante para asegurar que la persona bajo su cuidado reciba la ayuda que necesita. En ocasiones la actividad de cuidado tiende a unir a la familia, especialmente cuando todos sienten que juegan un papel importante. Los familiares que viven lejos pueden ayudar desde sus hogares al cuidador principal ya sea económicamente, psicológicamente o de alguna otra forma.

Se debe lograr mantener la comunicación entre las personas que integran el núcleo familiar, proporcionar un ambiente favorable que garantice la armonía, comprensión, respeto y apoyo emocional que contribuya al bienestar psicológico tanto de la familia como del enfermo. La actitud de la familia ha de ser de continuo estímulo y ánimo para que el enfermo siga utilizando las facultades que todavía mantiene conservadas, pero sin exigirles más de lo que puede, ni exponerlo al fracaso. Es fundamental mantener una actitud de serenidad, afectividad, disponibilidad, control personal, evitando los sentimientos de soledad, resentimiento y culpabilidad.

Apoyo Asistencial

La actividad de cuidado muchas veces genera altos niveles de depresión, ansiedad e ira, e incluso el cuidador puede llegar a padecer importantes dolencias. Es por esto que resulta necesario evitar que se agoten y enfermen. Surge por tanto el denominado apoyo formal, el cual consiste en la prestación de servicios comunitarios para suplir temporal o parcialmente las funciones de los cuidadores. Los centros de día, que en nuestro país son conocidos como las casas de abuelos contribuyen a aliviar la carga del cuidador. Existen además los Equipos Multidisciplinarios de Atención Geriátrica, EMAG, donde tanto el paciente como el cuidador reciben una atención especializada con el objetivo de mejorar la calidad de vida para ambos y una longevidad satisfactoria.

Reflexiones sobre el Alzheimer

Las demencias provocan una disminución profunda de diversas funciones cruciales que origina la pérdida de la independencia personal y social en una persona previamente competente. Se clasifica en varios tipos: enfermedad de Alzheimer, demencias vasculares, demencia por cuerpos de Lewis, demencia frontotemporal, entre otras. Las demencias representan, con su amplia gama de causas y presentaciones, uno de los problemas más acuciantes y dramáticos de la medicina actual. Ello es así, tanto por su altísima prevalencia, que crece a medida que aumenta la esperanza de vida, como por los retos que conlleva a nivel diagnóstico y, sobre todo, en el plano del tratamiento y del seguimiento de los pacientes.

El número de personas con demencia a nivel mundial crece rápidamente, y se pronostica que, en sólo 25 años, 34 millones de personas la padecerán. La cifra cobra significado cuando se coloca en el contexto del incremento de la expectativa de vida y el envejecimiento de la población en países en desarrollo. El 66% (11 millones) de las personas con demencia vive en países en desarrollo y para el 2025, esta cifra se elevará hasta el 75% (24 millones). Las enfermedades demenciales en general, afectan entre 18 y 22 millones de personas a nivel mundial. Esta cifra llegará a 40 millones de personas en el año 2025, fecha para la cual, la población mayor de 65 años se duplicará de 390 millones a 800.

El tipo de demencia más común es la Enfermedad de Alzheimer, seguida por las demencias vasculares. Su aparición es más frecuente después de los 60 años y se incrementa con la edad, por lo que su prevalencia ha aumentado con el envejecimiento poblacional en los últimos años y seguirá creciendo. Las demencias constituyen la tercera enfermedad de mayor costo, después del cáncer y de las enfermedades cardiovasculares; tienen un alto impacto en la población, siendo una de las afecciones más temidas. Son enfermedades altamente prevalentes, invalidantes y de alto costo para los pacientes y la sociedad. Se calcula que aproximadamente 100 000 personas en Cuba padecen demencia. Un estudio realizado en un municipio de Ciudad de La Habana encontró una prevalencia de 5,42%, y fue la enfermedad de Alzheimer la causa más frecuente, con 81 pacientes para un 70%.

La repercusión económica de la Enfermedad de Alzheimer es muy elevada, siendo la tercera enfermedad más costosa detrás de los problemas cardíacos y del cáncer. Estos costes son especialmente elevados cuando existen condiciones comórbidas al Alzheimer (un 63% de los enfermos de Alzheimer tienen además otras enfermedades).

 La demencia provoca una pérdida progresiva de la autonomía del enfermo, el que se torna dependiente de las demás personas para realizar sus actividades de la vida diaria. Esta dependencia, unida a los problemas conductuales como delirios, alucinaciones, agresividad, desinhibición y otros síntomas conductuales, conlleva a la aparición de alteraciones en la dinámica familiar y en particular, en la calidad de vida de los cuidadores, que son aquellas personas que asumen la responsabilidad en su atención en la familia. Esta enfermedad provoca alteraciones no sólo en el enfermo sino también en la familia, ya que su aparición demanda de una redistribución de los roles familiares, y genera un elevado estrés por las múltiples manifestaciones conductuales y el desconocimiento del proceso que las ocasiona, entre otros factores.

Desarrollo

Etapas de la Enfermedad de Alzheimer

La enfermedad de Alzheimer pasa por diferentes etapas, caracterizadas cada una de ellas por un progresivo empeoramiento de la sintomatología. Podemos dividir todo el proceso de la enfermedad en tres grandes estadios: uno, inicial, con una sintomatología ligera o leve; un estadio intermedio, con síntomas de gravedad moderada y moderadamente grave, y un estadio grave avanzado y terminal.

Detección precoz de los síntomas

Antes hay que destacar, para no caer en errores desde un principio que cada enfermo es distinto.

A menudo, su presentación es tan sutil que se confunde con los trastornos relacionados con la edad o con un estado depresivo, con falta de iniciativa, aburrimiento, hastío, aislamiento, ya que a la edad se le suman más las situaciones de pérdidas que de ganancias y es difícil adaptarse a situaciones de carencia afectiva, pérdida de amigos, cambio de papel social o de situación económica.

Para llegar al diagnóstico de demencia, el médico especialista necesita que la familia, los amigos, el propio paciente le expliquen qué es lo que les llama la atención y les pone en alerta. Cambios de actitud, de comportamiento, desenvoltura y capacidad para resolver situaciones cotidianas y bien conocidas, olvidos notorios como citas médicas, reuniones, comidas familiares, confusiones de fechas, recetas de cocina, cualquier situación o actividad que difiera respecto a cómo lo hubiera hecho tiempo atrás.

Los síntomas más comunes que caracterizan la enfermedad son las alteraciones del estado de ánimo y de la conducta, la pérdida de memoria, las dificultades de orientación, los problemas de lenguaje, las alteraciones práxicas y gnósicas. Analicemos uno a uno estos síntomas para conocer cómo van apareciendo y ayudar a detectarlos.

Alteraciones del estado de ánimo y de la conducta

El paciente suele estar más irritable y susceptible con todos, sobre todo con la persona más próxima. Se muestra desconfiado, inseguro e indeciso. Manifiesta síntomas depresivos, como tristeza, ideas de inutilidad o aislamiento social, que puede expresar como malestar físico, cansancio y apatía.

- ✓ Se muestra incómodo e irritable ante situaciones de relación social, salidas en grupo, reuniones de amigos o fiestas familiares, y tiende al aislamiento reduciendo su círculo social.
- ✓ Culpabiliza a la persona más próxima de todos sus contratiempos.
- ✓ Considera que siempre lo fiscalizan y lo controlan sin razón ni motivo.
- ✓ Se puede mostrar más desinhibido, con conductas a veces un tanto infantiles.
- ✓ Disminuye su iniciativa e interés por las aficiones habituales.
- ✓ Muestra un comportamiento más rígido e inflexible, lo que dificulta la convivencia.
- ✓ Puede tener cambios de humor repentinos, no explicables.

Pérdida de memoria

La memoria es el sistema cognitivo que nos permite aprender, guardar y recuperar episodios de nuestra vida, acontecimientos, hechos, habilidades personales y conocimiento. No existe una sola memoria, sino varias memorias que, clínicamente, podemos diferenciar entre sí:

- ➤ Memoria inmediata: de capacidad y duración temporal limitada.
- ➤ Memoria reciente: nos permite retener información nueva y construir nuevos recuerdos.
- ➤ Memoria remota: configurada por todas nuestras experiencias. En ella podemos distinguir la memoria episódica (autobiográfica), la memoria semántica (sobre los conocimientos adquiridos) y la memoria de las habilidades sensoriomotoras (ir en bicicleta, nadar, planchar, coser, cocinar, conducir, etc.).

La persona con enfermedad de Alzheimer sufre cambios en su capacidad amnésica.

Empieza a tener olvidos en cuanto a hechos recientes. Olvida lo que acaba de suceder y, en cambio, es capaz de recordar con precisión detalles de su vida pasada.

- ✓ Siempre saca los mismos temas. Cada dos minutos pregunta lo mismo.
- ✓ Va a comprar y olvida cosas, o compra aquellas que no necesita.
- ✓ Se olvida de fechas y citas señaladas, compromisos sociales, direcciones y teléfonos familiares, nombres de amigos y conocidos, etc.
- ✓ No encuentra documentos, objetos de valor o utensilios de uso diario que él mismo ha guardado, generalmente, en sitios poco habituales.
- ✓ Tiene problemas en el manejo de los electrodomésticos comunes (lavadora, lavavajillas, mando de la televisión y vídeo, calentador de gas, calefacción, programación de la alarma, microondas) o de la computadora.
- ✓ No recuerda partes importantes de conversaciones recientes.
- ✓ Olvida o confunde ingredientes cuando cocina; simplifica los menús diarios, que se hacen reiterativos.
- ✓ Omite encargos o recomendaciones total o parcialmente.
- ✓ Comete errores con el dinero (no controla los cambios en la compra, las gestiones bancarias, gasta más de lo ordinario, etc.).
- ✓ Tiene grandes dificultades para aprendizajes complejos.
- ✓ Pregunta reiteradamente lo que ha de hacer y repite lo que ha hecho.

Dificultades en la orientación

La orientación en tiempo, espacio y persona es el conocimiento que tiene el individuo de su entorno. Es un concepto heterogéneo que relaciona varias capacidades cognitivas, como la atención, la vigilancia, la memoria reciente, el conocimiento autobiográfico y la proyección en el futuro. La persona que padece Alzheimer empieza a presentar una leve desorientación en el tiempo, y más tarde en el espacio, sobre todo en lugares no habituales. En un principio, se considera que no atiende y no se fija. Carece de importancia el hecho de que no sepa el día del mes o de la semana, puede ser un despiste tonto. Pero si estos olvidos se mantienen en el tiempo y van perdiéndose más fechas –la fecha de nacimiento, la edad de los hijos y así sucesivamente–, la desorientación temporal y espacial convertirán en dependiente al enfermo.

- ✓ Puede tener problemas en los transportes públicos o en la conducción del carro (se desorienta y se pierde con facilidad en rutas no habituales o en cambios de señalización, disminuye su habilidad y rapidez de respuesta ante imprevistos).
- ✓ Puede confundir el día de la semana, el mes o la estación del año.
- ✓ Le cuesta interpretar la hora en el reloj.
- ✓ Se le hace difícil orientarse fuera de su entorno habitual, por lo que fácilmente se pierde.

Problemas con el lenguaje

El lenguaje es la función humana que permite la comunicación entre individuos. Las personas aprenden a hablar, es decir, a producir palabras, mediante un sistema o código de signos interpretables para ellos y que se adquiere mediante un aprendizaje particularmente largo. El lenguaje posee un aspecto biológico, otro individual y otro social.

Existen alteraciones en la expresión del lenguaje oral (afasia) o del lenguaje escrito (alexia o agrafía). En la enfermedad de Alzheimer, el lenguaje se va deteriorando progresivamente. El paciente empieza por expresarse mediante frases más cortas y más simples, con un vocabulario más pobre, como si utilizara un reducido diccionario de bolsillo y tuviera dificultad para encontrar una palabra concreta, alteración que se conoce por anomia. Además, presenta problemas en la construcción gramatical y en la comprensión del lenguaje, tanto oral como escrito, que deja de utilizar espontáneamente.

- ✓ Tiene dificultad para seguir el hilo conductor de un programa televisivo, de una conversación con varios interlocutores, o la lectura de un libro o de un artículo del periódico.
- ✓ Tiene problemas en encontrar la palabra adecuada para definir algo.
- ✓ Confunde una palabra con otra.

✓ Articula frases cortas y mezcla ideas fuera de contexto.

✓ Si explicamos un relato largo o complejo, puede no comprenderlo bien y cambiar su contenido o finalidad.

Alteraciones de la Conducta

Las praxias se relacionan con los gestos y la construcción, la ejecución del movimiento y el comportamiento. La afectación de las praxias se caracteriza por la alteración del control voluntario de los movimientos intencionales, de lo que uno quiere hacer.

En la enfermedad de Alzheimer se observan diferentes grados de apraxia según el estadio evolutivo en que se encuentre la enfermedad. En la fase inicial se alteran las capacidades constructivas, lo que supone una simplificación de las tareas motoras complejas, como hacer bricolaje, macramé, realizar o copiar un patrón de costura, copiar un dibujo, recortar. En estadios más avanzados aparecen las apraxias gestuales, donde la dificultad está en imitar gestos simbólicos, perder la mímica de cómo afeitarse, peinarse, doblar una carta y meterla en un sobre, o bien manipular objetos comunes y realizar actividades cotidianas como equivocarse en el vestirse, en la secuencia de hacer la cama o poner la mesa. En los estadios moderadamente graves y graves la persona no sabe vestirse ni desnudarse, ni realizar su higiene personal y tampoco utiliza los cubiertos para comer ni sabe usar el vaso.

Dificultades en el reconocimiento de objetos y personas

La función cognitiva que permite percibir y reconocer la forma y las características físicas de las personas y objetos de nuestro entorno se denomina función gnósica. La disfunción se denomina agnosia y consiste en la alteración del reconocimiento del mundo que nos rodea, ya sea por entrada visual, auditiva, táctil, olfativa, o del reconocimiento del esquema corporal, sin que los sentidos de la vista, la audición o la sensibilidad táctil estén maltrechos. Al inicio puede aparecer una dificultad en el reconocimiento de estímulos visuales complejos y en su organización espacial, como es entender o dibujar un reloj, o confundir la puerta de la nevera con la puerta de la cocina, o el cepillo de los dientes con el peine. No saben que están enfermos, ni entienden lo que les pasa. No reconocen lo que les sucede como síntomas de la enfermedad.

La progresión de la enfermedad los llevará a no reconocer las caras ni a las personas. Se empieza por los vecinos y amigos, para acabar no reconociendo a los parientes próximos, a los propios nietos, a los hijos o al propio cónyuge. Más tarde, ni siquiera se reconocerán a ellos mismos en una foto o en el espejo, y se asustarán ante un personaje tan desconocido, o lo confundirán con su padre, mujer, hermanos o hijos, provocando situaciones de desasosiego, intranquilidad, angustia, pánico y agresividad en muchos casos.

¿Cuáles son los síntomas de sospecha de Enfermedad de Alzheimer?

• Trastornos de memoria para recordar citas, conversaciones, sucesos recientes, ubicación de objetos

• Despistes en lugares no habituales. Posible dificultad en la conducción en lugares con gran densidad de tráfico y en rutas nuevas

• Dificultad en mantener una conversación con varios interlocutores

• Disminución en la habilidad para resolver tareas complejas, laborales o domésticas

• Dificultad para explicar convenientemente situaciones o problemas de difícil resolución, priorizando lo más importante

• Dificultad para realizar tareas que exijan pasos sucesivos y coordinados: el síndrome de la «ventanilla»

• Comportamiento pasivo, ausente, apático, irritable, desconfiado o inadecuado. Respuestas inesperadas

• Todo ello acompañado de trastorno distímico.

Aunque cueste entenderlo, aunque la verdad sea triste..., lo que no tiene es remedio.

¿Qué hacer...

- Fomentar sus aficiones habituales: actividad física, excursiones, viajes, labores, costura.
- Insistir en la lectura de acuerdo con sus capacidades y preferencias (periódico, revistas, novelas).
- Procurar que siga ejercitando la escritura.
- Realizar pasatiempos que estimulen la atención y concentración (crucigramas, sopas de letras, las ocho diferencias...).
- Responsabilizarle de las compras cotidianas especificadas en una lista, y ayudarle en las compras extraordinarias, como regalos de Navidad, cumpleaños, aniversarios, etc.
- Usar medios de transporte en trayectos bien conocidos y rutinarios.
- Procurar que sigan organizando la casa, ayudándoles en aquello que les pueda resultar más difícil.

¿Qué le pasa al Cuidador a corto plazo...se le ¨funden los bombillos¨...?

Se vive sin tiempo para descansar, porque los cuidadores deben estar atentos las veinticuatro horas del día supervisando lo que hace, lo que necesita y lo que requiere. Es una etapa de desgaste emocional y físico.

Los sentimientos de los cuidadores son contradictorios: por un lado, quieren abarcarlo todo y por otro desearían poder dejar de estar al pie del cañón. Afloran sentimientos de culpa por no hacer determinadas cosas o por hacerlas sin entusiasmo y con cierto mal humor. Por subir el tono de voz, por regañarles, por no poder más.

Deberemos usar palabras sencillas y de uso coloquial, frases cortas y concisas, no hacer rodeos ni ir encadenando una idea tras otra, ya que pueden hacer perder el hilo temático de la conversación, hablar de uno en uno y no varias personas a la vez, intentar elegir temas que sean de su interés, en los que pueda participar. Conviene ir adaptando la casa a las necesidades que aparezcan para mantener el mayor nivel de autonomía del enfermo y la mayor comodidad del cuidador. La adaptación deberá irse haciendo de forma progresiva, ya que todo cambio brusco provoca desorientación.

- Dar respuestas y explicaciones muy claras y cortas.
- Hablar lentamente manteniendo el contacto visual.
- Darle todo el tiempo que necesite para pensar y responder.
- Evitar la discusión. La conversación se trasformará en un frontón, rebotarán las ideas y no se llegará a nada. Es preferible intentar cambiar de tema, o bien seguirle el hilo, pero sin introducir elementos nuevos que puedan confundirle.
- Utilizar el gesto, la expresión facial y el tono de voz para reforzar el sentido de una frase. Se ha de aprender a ser un buen actor.
- Evitar todos aquellos elementos que dificultan la comunicación, ruidos, interrupciones. Un ambiente ruidoso dispersa la atención, crea malestar y dificulta la comprensión del lenguaje.
- Procurar que su escaparte contenga lo necesario para facilitar la elección de su vestuario.
- Diferenciar con claridad en las gavetas las prendas para diferentes momentos.
- Simplificar el uso de los electrodomésticos que utilice y evitar el uso de nuevos modelos que desconozca.
- Mantener las cosas de la casa en su sitio habitual. Evitar los cambios.
- Limitar los espacios de poco uso o de difícil acceso para no acrecentar su confusión.
- Disponer de calendarios, listas de teléfonos comunes y reloj de fácil visualización.
- Mantener un horario rutinario para cualquier actividad y hacerlo de forma metódica.
- Intentar supervisar en el baño, perturbando al mínimo su intimidad.
- Supervisar indirectamente y limitar las gestiones financieras, sin herir su autoestima (informar al banco y a las tiendas habituales de la situación).
- Gestionar la pensión de jubilación por discapacidad, si el paciente no ha llegado todavía a la jubilación.

🔸 Gestionar la incapacitación legal en caso necesario.

🔸 Planificar con tiempo la provisión de recursos y servicios de salud u otros.

🔸 Si nos planteamos algún recurso de apoyo a medio plazo (centro de día geriátrico, atención domiciliaria, etc.) es necesario poner en marcha la solicitud con tiempo suficiente.

¿Por qué debe aprender a leer en los gestos?

El lenguaje verbal es pobre y se limita a frases cortas, algunas veces incomprensibles, o a monosílabos. En su lugar, toma protagonismo el lenguaje no verbal, el de los gestos.

El enfermo se comunicará con cambios de tono de voz para decirnos que no quiere hacer aquello o que no quiere estar allí. Nos dirá que está furioso con alguien o por algo con una expresión peculiar de su rostro, que deberemos reconocer, con una sonrisa, con una mirada de complicidad.

Nuestra actitud corporal, el tono de voz, la expresión facial, los gestos que utilicemos y el contacto físico serán la mejor manera de expresar nuestros sentimientos y transmitirle seguridad. No obstante, si el paciente mantiene todavía cierta capacidad de comunicación verbal, deberemos estimularlo para que la mantenga.

🔸 Intentar que la expresión del rostro transmita exactamente el mensaje que quiera darse.

🔸 No reflejar preocupación, tristeza, enojo o inseguridad en el rostro.

🔸 Usar un tono de voz suave. No gritarle ni hablarle como si no entendiera.

🔸 Habituarse a contarle lo que estamos haciendo para integrarlo en la actividad: "preparemos la comida, pongamos la mesa", etc. Aunque no le responda, al enfermo le parecerá que está participando en lo nuestro, jugará con nosotros en el mismo juego.

🔸 Hacerle partícipe de las conversaciones familiares, aunque su capacidad de comprensión sea limitada, intentando hablar pausadamente y no todos a la vez.

🔸 Evitar comentarios críticos sobre su persona o actividades en su presencia.

🔸 Facilitarle recuerdos personales agradables y contextualizarlos en el tiempo.

¿Qué nuevos cambios ud. puede realizar en el domicilio?

Durante la progresión de la enfermedad nos veremos obligados a introducir nuevos cambios que de ningún modo deben perturbar su estabilidad emocional, evitando en lo posible alteraciones de la conducta y del sueño, que puedan desencadenar estos nuevos factores ambientales.

Aunque la tendencia es suplir todas las necesidades, hay que tener claro que el enfermo es una persona adulta y no un niño, al que hay que darle el trato de respeto que se merece y cuidar especialmente su intimidad.

En todo momento hay que favorecer y mantener su autoestima y proteger su intimidad. • Evitar cambios de domicilio rotatorios, pues aumentan la desorientación.

• Utilizar sistemas de seguridad para el gas de la cocina, el calentador, etc.

• No dejar a su alcance objetos punzantes y productos tóxicos que pudieran ser peligrosos.

• Añadir asideros en las paredes del baño, al lado de la taza. Sustituir la bañera por ducha.

• Suprimir los muebles que puedan dificultar la fácil deambulación.

• Evitar las alfombras: peligro de caídas.

• Favorecer la orientación en casa (iluminación adecuada, señalización del baño).

• Reducir al mínimo los enseres del aseo, dormitorio, sala de estar, etcétera.

• Evitar los espejos y superficies reflejantes, puesto que pueden alterar la conducta por falsos reconocimientos y dar lugar a fabulaciones.

• Evitar las fugas, con cerrojos fuera de su alcance.

• Identificar al paciente para facilitar su retorno en caso de extravío.

• Ayudarle a orientarse de noche con luz tenue y permanente en los lugares apropiados.

• Preparar la mesa con pocos cubiertos y de fácil manejo.

• Presentarle los platos de forma secuencial.

• Procurar que, vista ropa cómoda, fácil de poner y sacar.

• Ayudarle en la elección de la ropa, dejando que se vista solo.

• Vigilar su higiene personal. Pautarle cada paso ("quítate la ropa, enjabónate los brazos, etc".).

• Evitar la oscuridad, espacios grandes, exceso de ruido, etc.

¿Qué hacer en la Fase grave y terminal?

Estar preparados para la incomunicación y el adiós Son varios los años que habrán transcurrido desde que se conoció el diagnóstico, tal vez ocho, diez o doce años.

El agotamiento y la debilidad física del enfermo de Alzheimer se hace patente en este estadio. Su fragilidad física se verá agravada por el deterioro cerebral progresivo, y al mismo tiempo el precario equilibrio anímico se desmoronará ante la más mínima febrícula o por un simple resfriado.

Qué decir si se trata de una caída con fractura, de un cuadro neumónico, una infección urinaria o de un estado carencial y de deshidratación. Las complicaciones serán, por lo general, físicas, aunque los trastornos de conducta en forma de agitación, gritos, lloros, actitud oposicionista, harán que se tomen decisiones contradictorias y que se cambie de parecer de un día para otro.

El tema de la nutrición será uno de los grandes problemas y cómo nutrir al enfermo un dilema. Estamos al inicio de un fin que durará años.

¿Qué hacer cuando el enfermo no come?

Se desconocen científicamente las causas que ocasionan en el anciano deterioro físico y a la extrema caquexia a la que se llega en algunos casos durante la Enfermedad de Alzheimer.

Lo que sí se conoce es que existen causas tratables y reversibles de la pérdida de peso, de los trastornos conductuales, funcionales o mecánicos, como el rechazo a comer o la disfagia, que preocupan y desconciertan a los cuidadores y que debemos aprender y enseñar a manejar.

Repasemos las situaciones y los factores de riesgo de la malnutrición:

- Fármacos que puedan provocar vómitos, irritación gástrica, constipación; que alteren el gusto; que interactúen con la nutrición.
- Polifarmacia no controlada.
- Enfermedades crónicas: insuficiencia cardiaca, insuficiencia renal, enfermedad gastrointestinal crónica, etc.
- Enfermedades dentales y periodontales. Dentición deficiente.
- Depresión.
- Detrimento del gusto y del olfato.
- Debilidad física.
- Bajo nivel socioeconómico, con dietas poco variadas.
- Aislamiento.
- Comidas no cocinadas y con alto contenido en grasas (embutidos, quesos, bollos, pasteles, natillas, helados, chocolate, etc.)

Siempre se debe intentar mantener una buena higiene bucal, vigilando la hidratación y humedad de la mucosa bucal y la lengua.

Para comer, es adecuado mantener al enfermo sentado siempre que sea posible y procurar que la inclinación de la cabeza sea la correcta para favorecer la mecánica de la deglución.

No deben mezclarse alimentos de diferentes texturas, ya que no pueden discriminarlas. Los líquidos se darán siempre que el enfermo esté alerta para evitar atragantamientos y el broncoaspirado consecuente.

Si está confuso o en coma, se planteará su administración por sonda nasogástrica temporalmente y se valorará, por consenso, los beneficios a largo plazo de esta intervención.

¿Qué hacer con la incomunicación del enfermo...se siente solo el cuidador...?

Desapareció el lenguaje verbal y sólo resta el lenguaje corporal para mantener un contacto con el enfermo. El paciente es muy receptivo a cualquier muestra de afecto. Se le debe transmitir seguridad y estima.

- Cogerle y acariciarle con afecto mientras se le habla.
- Sonreírle con frecuencia.
- Utilizar aquellos objetos personales queridos por el paciente, que le evoquen recuerdos gratos.
- No gritarle ni utilizar gestos rudos ni imprevistos.
- Utilizar las comidas como elemento social y de placer.
- Proponer paseos cortos, pasos de baile para mantener el ritmo, juegos con pelota, aros, cintas, para mantener la actividad física.
- Realizar movilización pasiva y cambios posturales, tanto si está encamado como sentado gran parte del día.
- Mantener la higiene bucal. Proteger su piel. Evitar el estreñimiento.
- Realizar la higiene con suavidad y buscando un momento del día en que se sienta relajado y tranquilo. Intentar convertirlo en un momento especial de juego.
- Adecuar la alimentación a las necesidades nutricionales y de hidratación

¿Puede el enfermo estar en casa? ¿Es necesario su ingreso?

La toma de la decisión se hará a corto plazo y debería ser consensuada entre los familiares y el médico. La decisión dependerá de varios elementos:

> De la capacidad física, psíquica y de apoyo que reciba el cuidador principal.
> Del estado físico del enfermo y de las enfermedades intercurrentes que se presenten.
> De la presencia o no de un equipo médico consolidado de referencia, que haga el seguimiento.
> De las condiciones del hábitat, socioeconómicas y de disponibilidad del grupo familiar.

¿Y dónde están los sentimientos? ¿se han esfumado?, ¿se han escondido debajo de la cama?, ¿los hemos disfrazado de otra cosa?

Tal vez me olvidé de ellos en medio de tantos síntomas, de tanta evolución clínica. Tal vez me olvidé de explicarles que los viejos y los dementes tienen cuentos e historias de amor. ¿Es que no sabemos hablar de los sentimientos?, ¿es que expresar nuestros sentimientos nos avergüenza, nos ridiculiza, nos hace sentir débiles y vulnerables?, ¿dónde los escondemos?, ¿se habla de los sentimientos cuando se habla de la enfermedad?

Gestionar sentimientos va relacionado con el conocimiento que tenemos de nosotros mismos y de los otros, de la capacidad de adaptarnos a los cambios y de establecer relaciones positivas, cuyo resultado es tan simple como aprender a ser y aprender a convivir.

Reconocer, entender y nombrar nuestros sentimientos: Miedo, furia, enfado, rabia, frustración, estar disgustado, herido, decepcionado, resentido, desesperado, culpable, avergonzado, triste, impaciente, preocupado, nervioso, emocionado, ilusionado, encantado, amable, seguro, sorprendido, satisfecho, generoso, agradecido, enamorado, amado y feliz.

¿Cómo comunicarse entre todos?

- Conseguir lo mejor para el mayor número de personas que están a nuestro alrededor.
- Buscar el mejor momento del día y el mejor lugar.
- Preguntar y escuchar sin interrumpir, aunque no entendamos lo que nos cuentan.
- Demostrar nuestro interés y nuestros sentimientos hacia lo que ellos nos quieren decir o hacia la situación en que nos encontramos.
- Mirar a la persona que nos habla.
- Asentir siempre con la cabeza.
- No menospreciar el mensaje.
- Contestar con un lenguaje adaptado.
- Remarcar con el tono de voz todo lo que sea posible.
- Estar allí.
- No penalizar una actuación, una respuesta, tal vez era la única que se tenía a mano.

¿Qué hacer con los conflictos?

Las familias tienen conflictos, las personas tienen conflictos y los enfermos tienen los de ellos y a veces los de los demás.

El conflicto se entiende como la discrepancia entre dos a más intereses que se dan al mismo tiempo, simultáneamente y que provocan tensión, ansiedad, sufrimiento entre las partes provocando reacciones compulsivas, automáticas, sin previa reflexión, que provocan más conflicto.

En primer lugar, se ha de conocer cuál es la actitud de las partes ante el conflicto: evasiva, buscar un culpable; competitiva, vencer al otro a cualquier precio; transigente, colaboradora o comprometida.

Es necesario identificar lo que es justo e injusto, comprender las necesidades de los otros, tolerar y cooperar, construir.

¿Quién cuida a quién?

En este rompecabezas, las piezas de la familia son las primeras en entrar en juego y a su alrededor se organizará todo. En ella se centra la atención y el cuidado del enfermo y la supervisión de la enfermedad. La familia impondrá sus criterios y normas de convivencia y establecerá deberes y obligaciones, que comportará un buen entendimiento entre todas sus piezas: cónyuge, hijos, cuñados, hermanos, sobrinos y más parientes.

La relación debe ser dialogante, franca, nítida y honesta. No vale jugar al engaño, ni echarse un farol en la toma de decisiones, cada uno ha de coger su pieza en la historia de este rompecabezas, conociendo sus posibilidades y sus limitaciones, sin dar lugar a falsas expectativas que harán agotarnos antes de tiempo y llevarán al fracaso.

Fase Terminal. Anunciar la separación y la muerte.

Es un proceso de etapa limitada donde se deben tomar decisiones a corto plazo. Existe incapacidad de comunicación del enfermo con el resto de los miembros de la familia y con el cuidador, existe dificultad para alimentarlo y debilidad biológica.

Es necesario mantener el bienestar físico del enfermo asi como del cuidador y modificar el proceso de morir, reduciendo la sobrecarga, facilitando confort. La familia debe estar preparada para la pérdida y debe planificar el futuro del cuidador.

Conclusiones

A través de la descripción que hemos hecho de las diferentes etapas por las que evoluciona la enfermedad de Alzheimer, hemos ido descubriendo vericuetos, pequeños escondrijos y salidas de su laberinto. Este material será de mucho apoyo para los cuidadores de ancianos con Enfermedad de Alzheimer que no habían descubierto la manera de enfrentarla.

En cada una de ellas y respondiendo a las necesidades que se detectan se han ido perfilando y definiendo la atención más adecuada que puede mejorar una situación concreta, al tiempo que se proponen pautas para mantener el mayor tiempo posible la autonomía del enfermo y proporcionar bienestar a los cuidadores.

Glosario de términos

Envejecimiento Patológico:

Cuando la persona envejece aparecen una serie de enfermedades: Diabetes, Hipertensión Arterial, Cardiopatía Isquémica, Artritis, entre otras, no siempre los ancianos padecen enfermedades, cuando esto sucede entonces podemos hablar del envejecimiento patológico. Es además la incapacidad del anciano de adaptarse a las nuevas condiciones.

Cuidador principal:

Cuando algún mayor enferma o presenta algún tipo de dependencia, dentro de la familia suele haber una persona, el cuidador principal, que asume las tareas de cuidado realizando actividades básicas con las responsabilidades que ello conlleva. Los miembros de la familia lo ven como el responsable de asumir el cuidado del enfermo, sin que generalmente haya llegado a desempeñar ese papel por un acuerdo explícito de la familia. Un cuidador es la persona más cercana al anciano, familiar o no del mismo, que lo atiende en las actividades de la vida diaria, instrumentadas y no instrumentadas pero que a la vez lo provee de amor, cariño y afecto.

Actividades instrumentadas:

Dentro de estas se encuentran: hablar por teléfono, manejar dinero, tomar un autobús, ir de compras, entre otras Pueden ser realizadas en compañía de otra persona para velar por la seguridad del enfermo, pero siempre respetando al máximo su independencia.

Estimulación cognitiva:

La estimulación cognitiva es un grupo de actividades orientadas a mantener o mejorar las funciones cognitivas de los pacientes (por ejemplo: mejorar la memoria) y las habilidades necesarias para la vida diaria (por ejemplo, el manejo del dinero, comunicarse por teléfono, orientarse o no perderse en una ciudad, realizar las tareas domésticas, etc.).

Manual:

Es la forma más eficaz empleada por los especialistas, para brindar ayuda a aquellos cuidadores de pacientes con Deterioro Cognitivo Leve y otras enfermedades, que no poseen el tiempo necesario para participar en otras alternativas de intervención, aportando temas que brindan conocimientos de la enfermedad tratada, cómo manejarla, dónde ir a solicitar ayuda especializada, entre otros aspectos de interés.

Psicoestimulación:

La psicoestimulación se lleva a cabo con estos pacientes a través de una serie de actividades conocidas por "terapias no farmacológicas", aunque también se les llama "estimulación cognitiva", "entrenamiento de memoria" o "entrenamiento cognitivo".

Referencias Bibliográficas

1- Ávila, M., A. Roca, et al. (2007) Manejo en la Atención Primaria de personas con deterioro cognitivo [Electronic Version], from http://www.cocmed.sld.cu/no114sp/ns114rev5.htm

2- Artero, S., Ancelin, M., Portet, F., Dupuy, A., Berr, C., & Dartigues, J. (2008). Risk profiles for mild cognitive impairment and progression to dementia are gender specific [Electronic Version]. Neurology, Neurosurgery, and Psychiatry, 979-984, from http://www.jnnp.bmj.com.htm.

3- Bufill, E., Bartés, A., Moral, A., Casadevall, T., Codinachs, M., & Zapater, E. (2009). Prevalencia de deterioro cognitivo en personas mayores de 80 años: estudio COGMANLLEU [Electronic Version]. Neurología, 2, 102-107,from http://www.psiquiatria.com/articulos/psicogeriatria/neuropsiquiatria/demen cias/epidemiologia414/41187/

4- Comunidad de Madrid (2006). "Guía de recomendaciones al paciente. Deterioro Cognitivo Leve y Demencia en Fase Inicial." http://pidex.es/downloads/guiasderecomendacionesalpacientedeterioroocogn.pdf

5- De la Vega, R., & Zambrano, A. (2008). Criterios diagnósticos de las Demencias [Electronic Version], from http://www.hipocampo.org/criterios.asp.

6- De la Vega, R., & Zambrano, A. (2008). Deterioro cognitivo leve y Envejecimiento normal [Electronic Version], from http://www.hipocampo.org/mci.asp

7- Grön, G., Brandenburga, I., Wunderlichd, A., & Riepe, M. (2006). Inhibition of hippocampal function in mild cognitive impairment: targeting the cholinergic hypothesis [Electronic Version]. *Neurobiology of Aging* 78–87, from http://www.elsevier.com/locate/neuaging

8-Huete, M., V. Pacheco, et al. (2010). "Formación a cuidadores de Personas con Demencia." **7**: 220-230.

http://www.revistatog.com/suple/num6/demencia.pdf.

9-Huete, M., V. 12-Pacheco, et al. (2010). "Terapia Ocupacional: Formación a cuidadores de personas con demencia." TOG (A Coruña) 7(6): 220-230.
http://www.revistatog.com/suple/num6/demencia.pdf

10-Hernández, R., C. Fernández, et al. (2006). Metodología de la Investigación. México.

11-Kinsella, G., Mullaly, E., Rand, E., Ong, B., Burton, C., & Price, S. (2009). Early intervention for mild cognitive impairment: a randomised controlled trial [Electronic Version]. *Neurology, Neurosurgery, and Psychiatry*, 730-736, from http://jnnp.bmj.com/cgi/content/full/80/7/730

12-López, O., Becker, J., & Jagust, W. (2006). Características neuropsicológicas de los subgrupos del deterioro cognitivo leve [Electronic Version], from http://www.hipocampo.org/articulos/articulo0265.asp.

13- López, J. and M. Crespo (2007). "Intervenciones con cuidadores de familiares mayores dependientes: una revisión." Psicothema 19(1): 72-80.
http://www.imsersomayores.csic.es/documentos/documentos/lopez-intervencion-01.pdf.

14- Mitchell, A., & Shiri-Feshki, M. (2009). Temporal trends in the long term risk of progression of mild cognitive impairment: a pooled analysis [Electronic Version], from www.jnnp.bmj.com.htm

15- Mitchell, A. (2009). CSF phosphorylated tau in the diagnosis and prognosis of mild cognitive impairment and Alzheimer's disease: a meta-analysis of 51studies [Electronic Version]. *Neurology, Neurosurgery, and Psychiatry*, 966-975, from http://www.jnnp.bmj.com.htm

16- Mías, C., Sassi, M., Masih, M., Querejeta, A., & Krawchik, R. (2007). Deterioro cognitivo leve: estudio de prevalencia y factores sociodemográficos en la ciudad de Córdoba, Argentina [Electronic

Version],from

http://www.revneurol.com/sec/resumen.php?or=web&i=e&id=98445

17-Quintana, L., Diéguez, E., & Pérez, A. (2005). Herramientas para la Solución de Problemas. Técnicas para Ingenieros Industriales II Retrieved 28 de mayo del 2011, http://monografias.umcc.cu/monos/2005/Indeco/Monograf%20para%20la%20solucion%20deproblemas.pdf

18-Quevedo, T. (2007). Cuidadores de pacientes Alzheimer. Una aproximación al estudio de sus necesidades. Psicología, "Marta Abreu" de las Villas.

19- Recomendaciones para cuidadores o familiares. INECO Centro de estudios   de la memoria y la conducta [Electronic Version] from http://www.ineco.org.ar/material/1232030660o.pdf.

20- Ruiz, E. C. and Y. Fernández (2010). Desempeño en tareas duales en individuos cognitivamente normales y con Deterioro Cognitivo Leve un estudio de Morfometría. Centro de Neurociencias de Cuba. Departamento de Neurociencias cognitivas. La Habana.

21- Smith, D., Chebrolu, H., & Wekstein, D. (2007). Cambios estructurales previos al deterioro cognitivo leve [Electronic Version], from http://www.hipocampo.org/articulos/articulo0311.asp

22- Services, D. o. H. H. Manual del cuidador. Una guía para cuidadores y otros cuidadores no pagados que se dedican al cuidado de adultos o ancianos incapacitados [Electronic Version], from.http://pidex.es/downloads/manualdelcuidadordeadultosoanciano sincapacitad.pdf

23- Saxton, J., Snitz, B., Lopez, O., Ives, D., & Dunn, L. (2009). Functional and cognitive criteria produce different rates of mild cognitive impairment and conversion to dementia [Electronic Version]. *Neurology, Neurosurgery, and Psychiatry*, 737-743, from http://www.jnnp.bmj.com.htm

24- Santamarina, R. D., D. Scharovski, et al. (2007). Deterioro Cognitivo en pacientes con accidente cerebrovascular en el cerebelo. Departamento de Neurología. Mar del Plata.

25- Vega, J. L. and B. Bueno (1996). Desarrollo Adulto y Envejecimiento. Madrid.

26- Zayas, P. (2011). El proceso del análisis y la descripción con las especializaciones para confeccionar la matriz de las competencias y construir el perfil del cargo de ocupación. Ejemplo de dependiente gastronómico en la rama turística [Electronic Version]. *Revista de Investigación en Turismo y Desarrollo Local, 4.* Retrieved 28 de mayo del 2011, from http://www.eumed.net/rev/turydes/09/pmza-resum.htm.

Indice

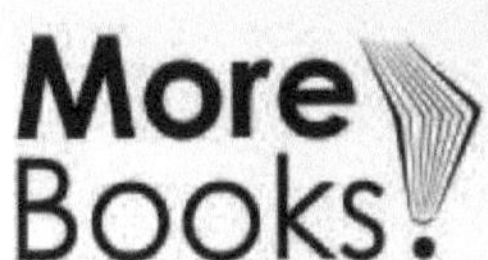

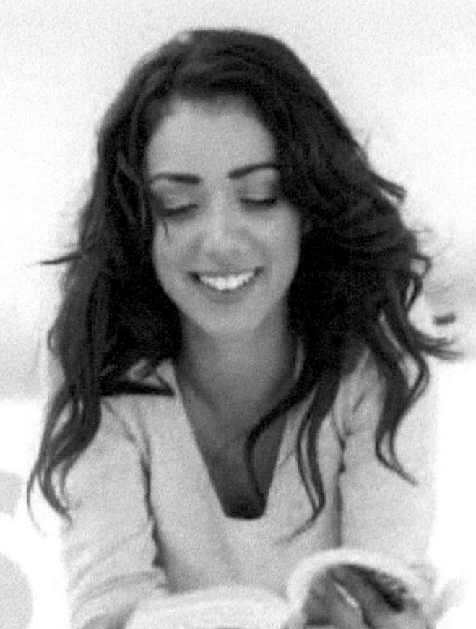

yes
I want morebooks!

Buy your books fast and straightforward online - at one of world's fastest growing online book stores! Environmentally sound due to Print-on-Demand technologies.

Buy your books online at
www.morebooks.shop

¡Compre sus libros rápido y directo en internet, en una de las librerías en línea con mayor crecimiento en el mundo! Producción que protege el medio ambiente a través de las tecnologías de impresión bajo demanda.

Compre sus libros online en
www.morebooks.shop

KS OmniScriptum Publishing
Brivibas gatve 197
LV-1039 Riga, Latvia
Telefax: +371 686 204 55

info@omniscriptum.com
www.omniscriptum.com

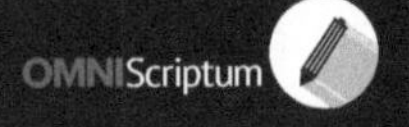

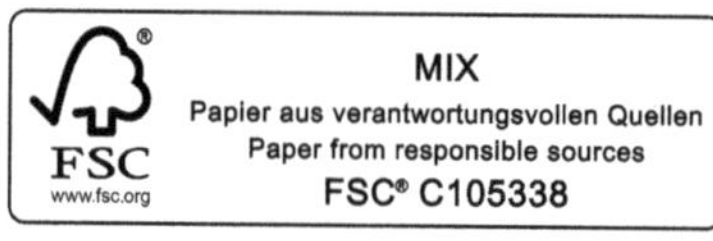

Printed by Books on Demand GmbH, Norderstedt / Germany